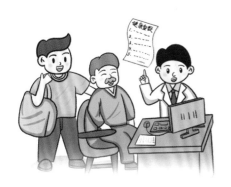

安徽医科大学第一附属医院
安徽医科大学护理学院 联合编写

胡少华 洪静芳 / 主编

Q&A on Physical Examination and Health Guidance for the Elderly

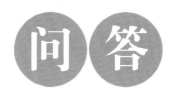

老年人体检与健康指导 问 答

U0258933

中国科学技术大学出版社

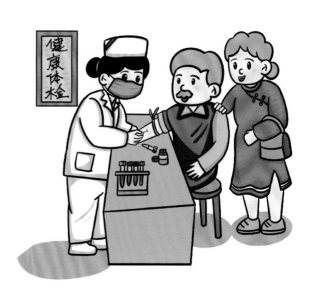

内 容 简 介

本书从老年人体检与常见健康问题指导着手,从健康基础、体格检查、常规化验、常规检查、疾病指导、症状指导、日常保健、安全指导等八个方面帮助老年人解决在健康体检中发现的问题,普及体检中各项检查的注意事项,解读体检报告的内容,指导各类常见疾病的自我护理,提高老年人在日常生活中的自我保健意识,帮助老年人建立健康的生活方式,进行自我健康管理,做好安全防护,减少就医频率。

图书在版编目(CIP)数据

老年人体检与健康指导问答/胡少华,洪静芳主编. —合肥:中国科学技术大学出版社,2023.10
ISBN 978-7-312-05793-9

Ⅰ.老… Ⅱ.① 胡… ② 洪… Ⅲ.① 老年人—体格检查—问题解答 ② 老年人—保健—问题解答 Ⅳ.① R194.3-44 ② R161.7-44

中国国家版本馆CIP数据核字(2023)第183579号

老年人体检与健康指导问答
LAONIANREN TIJIAN YU JIANKANG ZHIDAO WENDA

出版 中国科学技术大学出版社
安徽省合肥市金寨路96号,230026
http://press.ustc.edu.cn
https://zgkxjsdxcbs.tmall.com

印刷 合肥市宏基印刷有限公司

发行 中国科学技术大学出版社

开本 787 mm×1092 mm 1/16

印张 12.5

字数 258千

版次 2023年10月第1版

印次 2023年10月第1次印刷

定价 68.00元

本书编委会

主　　编　　胡少华　　洪静芳

副主编　　陈新华　　李树雯　　张秀梅　　张岩平

编　　委　　汤菲菲　　徐兰兰　　谷　静　　吴　丹

　　　　　　张伟丽　　桂明东　　李　琪　　戴　芬

　　　　　　胡佳佳　　冯倩倩　　徐冬菊　　张庆娜

　　　　　　严　丽　　徐宏莲　　付　红　　李　慧

　　　　　　王晓霞　　周　琴　　梅树荣　　王晓华

　　　　　　曾金玲　　周同松　　丁晓云　　王　群

　　　　　　李　贞　　刘纪敏　　常　浩　　张玲利

本书插画　　常　浩　　刘纪敏

插画指导　　俞　莉　　张宇晨

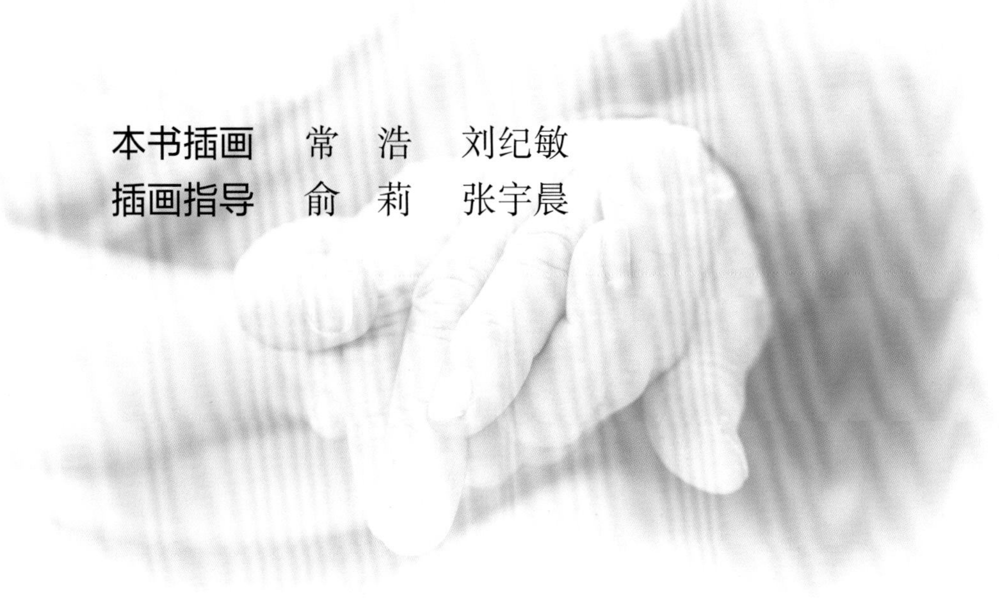

序　一

人口老龄化是世界人口发展的必然趋势,已经引起各国政府和学术界的高度关注。当前,我国正处于人口老龄化快速发展阶段,"十四五"时期是我国应对老龄化战略和战术储备的关键窗口期。2020年第七次人口普查数据显示,我国60岁及以上老年人口的总数已经达到2.64亿,占比18.70%,预计到2050年,我国60岁及以上老年人口数量约为5亿,65岁及以上的老年人口数量将达到3.8亿,占总人口的27.9%。我国老年人慢性病患病率为86.23%,多种慢性病的共病患病率达65.14%,《中国防治慢性病中长期规划(2017—2025年)》显示,我国慢性病导致的死亡人数占总死亡人数的86.6%,造成的疾病负担占总疾病负担的70%以上。由于人口流动、老少分居、年轻人工作压力等因素的影响,家庭整体的照护负担增加。对于迅速增多的空巢老人及高龄老人、半失能老人、失智老人等来说,存在很多居家自我护理的问题,尤其对残障、慢性病、易发病和癌症晚期老人的需求难以满足。因此,定期体检,有效识别健康问题,提高居家老人及其照护者的照护能力、丰富他们的专业知识尤为重要。

安徽医科大学第一附属医院2000年建立老年病房,2022年首批通过安徽省老年友善医院评审。医院借助安徽医科大学优质教育资源,在医护团队的共同努力下,经过20多年的发展,努力创新服务,构建了"预防、治疗、照护"三位一体的老年健康服务模式。目前是中国老年护理联盟的理事单位,牵头成立了安徽省老年护理联盟,同多个医联体单位建立了良好的合作关系,积累了丰富的老年护理经验。

《老年人体检与健康指导问答》依托北京大学牵头申请的国家重点研发专项"互联网+老年照护技术研究与应用示范"(编号:2020YFC2008800)和子课题"面向全媒体的老年健康大数据知识库和老年健康自主管理方法研究"(编号:2020YFC2008802)而编写,旨在为老年人及老年人照护者提供健康照护科普知识。该书由安徽医科大学第一附属医院护理部主任胡少华教授和安徽医科大学护理学院院长洪静芳教授担任主编,由30余位高等护理教育者和具有丰富临床及教学经验的护理专家共同编写。该书基于健康促进视角,围绕老年人体检中常见问题,以问答形式呈现,生动活泼,通俗易懂,图文并茂,具有较强的实用性、普及性,适合老年群体及其照护者阅读,利于传播正确的健康知识,使得老年群体能够树立正确的健康观念,了解相关体检指标,维护健康,幸福生活。

中华护理学会副理事长

李春燕

2023 年 8 月 11 日

序 二

第七次人口普查数据显示,我国60岁及以上老年人口的总数已经达到2.64亿,占比18.70%,预计到2050年,我国60岁及以上老年人口数量约为5亿。随着我国人口老龄化进程的不断加剧,老年人对健康知识的需求也越来越迫切。

近年来,国家为了积极应对人口老龄化,先后出台了《中共中央国务院关于加强新时代老龄工作的意见》《健康中国行动(2019—2030)》《"十四五"健康老龄化规划》等一系列政策。积极推动健康中国建设,加大对老年健康政策和科学知识的宣传,切实提高老年人的健康素养和健康水平,才能有效地保障健康老龄化行动的实施。

安徽医科大学护理学院和安徽医科大学第一附属医院密切合作,依托北京大学牵头申请的国家重点研发专项"互联网+老年照护技术研究与应用示范"(编号:2020YFC2008800)和子课题"面向全媒体的老年健康大数据知识库和老年健康自主管理方法研究"(编号:2020YFC2008802),在老年护理实践经验基础上,组织多个学科专家共同编写了此书,旨在帮助老年人及其照护者充分了解老年人体检的重要性,学习老年人体检的相关知识,熟悉老年人的安全防范和急症的院前紧急处理措施,增加老年保健知识,并将其运用于日常生活中,提高老年人生活质量和自我照护能力,同时为社会和家庭减轻照护负担。

中国健康管理协会副会长兼秘书长

2023 年 8 月 18 日

前　言

目前我国正快速步入老龄化社会,老年人随着年龄的增长,不仅慢性病的患病率逐渐上升,多病共存现象也非常普遍,由此造成了沉重的经济和社会负担。健康体检可以帮助老年人识别一些疾病的早期状态,便于及早地进行预防和治疗,为老年人的健康管理提供依据。为积极应对人口老龄化,提高老年人健康水平,指导老年人体检并正确认知体检结果,解决老年人常见的问题,为老年人提供专业的健康科普知识,安徽医科大学第一附属医院和安徽医科大学护理学院密切合作,组织30余名具有多年老年护理临床经验的专家组成编写团队编写了本书。

本书分为上、下两篇,上篇主要包括老年人健康体检常识及体检报告解读等内容,下篇围绕老年人体检常见问题,分为疾病指导、症状指导、日常保健及安全指导四部分内容;主要从体检项目的选择、体检准备、体检过程中的配合、体检结果的正确对待及慢性病的预防等多个角度向老年人全面普及健康管理知识。本书基于健康促进视角,围绕老年人体检及常见问题,以问答形式呈现,语言通俗易懂,图文并茂,具有较强的实用性、普及性,为广大老年人与照护者答疑解惑,利于传播正确的健康知识,使得老年群体能够树立正确的健康观念,建立正确生活方式,从而助力"健康中国"建设。本书不仅介绍了老年人体检及常见健康问题的解决办法,还从老年人常见急症及安全着手,指导老年人及其照护者在日常生活中识别危急情况、及时就医及进行日常安全防范等,具有较好的指导作用。

参加本书编写的各位专家精诚合作,为本书倾注了大量的精力和心血,在此一并表示衷心的感谢。限于编写时间和编写水平,书中难免有不足之处,恳请读者提出宝贵意见,以便日后修订。

胡少华　洪静芳

2023 年 9 月 10 日

目　录

上篇　老年人体检

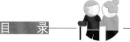

下篇 老年人健康指导

11

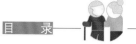
13

15

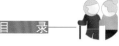

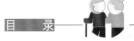

上篇　老年人体检

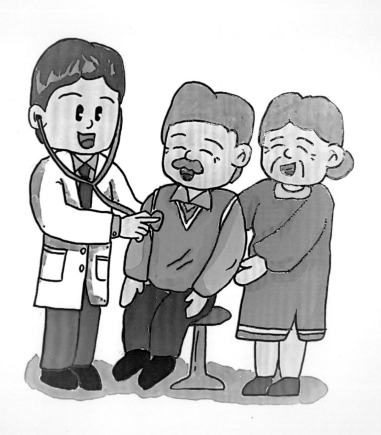

第1章

老年人健康体检

1. 中国健康老年人标准是什么?

老年人符合以下健康标准可以视为健康的老年人:① 重要脏器的增龄性改变未导致功能异常;无重大疾病;相关高危因素(高血压、糖尿病和血脂紊乱等心脑血管相关危险因素)控制在与其年龄相适应的达标范围内;具有一定的抗病能力。② 认知功能基本正常;能适应环境;处事乐观积极;自我满意或自我评价好。③ 能恰当处理家庭和社会人际关系;积极参与家庭和社会活动。④ 日常生活活动正常,生活自理或基本自理。⑤ 营养状况良好,体重适中,保持良好生活方式(不吸烟、慎饮酒、饮食合理搭配、坚持科学运动)。

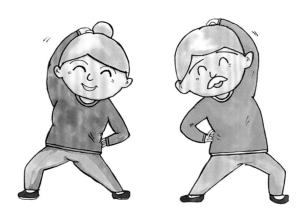

2. 什么是亚健康?

亚健康是指人身体处于疾病和正常之间的中间状态,我国称为"亚健康状态"。亚健康并不是病,处于亚健康状态的人不能达到健康的标准,临床表现为活力下降、功能和适应能力的减退等,亚健康如能及时处理,身体会向健康转化,如不及时干预,则会使人生病。亚健康通常分为3类:① 躯体性亚健康:有头晕头痛、眼睛干涩、胸闷气短、疲倦无力、消化不良等症状。② 心理性亚健康:常表现为焦虑、精神不振、情绪低落、睡眠不佳等。③ 社交性亚健康:不能很好地承担相应的社会义务和责任,生活中困难重重。老年人出现亚健康表现要重视与现存的疾病区分,及时调整亚健康状态。

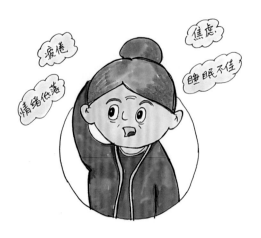

3. 老年人如何进行自我健康管理？

老年人随着年龄的增长，身体功能逐渐下降，常合并多种慢性病，同时因活动能力受限，通常伴有消极情绪。老年人进行自我健康管理要做到以下几点：① 生活方式管理，要注意合理膳食、适度运动、戒烟限酒、心理健康。② 积极治疗慢性病，保护靶器官功能，预防并发症。③ 规范和合理用药，不要随意自行调整药量和自行停药，服药期间也要定期到医院随诊。④ 定期体检或随诊，无基础疾病的老年人要定期体检，已经明确诊断为慢性病的应遵医嘱服药，按时随诊，进行相关的检查，以便控制病情发展。⑤ 提升健康素养，学习健康知识，避免陷入健康认知误区，除了健康知识，老年人还要掌握慢病检测和急救的相关技能，如血压和血糖检测等，便于更好地进行自我管理。⑥ 保持正常的人际关系，老年人应多参加集体活动，保持良好的社会、亲友及邻里关系，参加力所能及的活动，培养一定的兴趣爱好。⑦ 积极参与互联网健康管理，老年人可以学习使用手机和网络，接收互联网医疗及护理的相关知识。

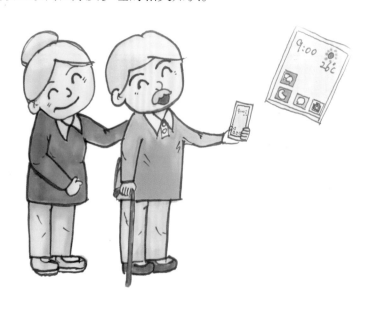

4. 老年人如何进行生活方式管理?

老年人的生活方式管理需要结合生理和心理特点,做到以下几个方面:① 合理膳食。对老年人的膳食建议包括:中等体力人群每日每千克体重所需热量35 kcal,碳水化合物占55%—60%,脂肪占20%—30%,推荐每日蛋白质1.0—1.5 g/kg,优质蛋白占50%;早餐吃好、中餐吃饱、晚餐清淡并要早,三餐定时定量,细嚼慢咽;减少烹调用油,减少饱和脂肪酸和胆固醇的摄入,增加橄榄油和深海鱼的摄入;每日食用膳食纤维(14 g/kcal)和适量坚果(25 g,约1把);钙1000—1200 mg/d,除平常饮食外需另外补充钙剂500—600 mg/d,维生素 D₃每日约1000 IU;充分饮水(包括食物中的水分,每日30 mL/kg);患有特殊疾病的老年人应该在医生或营养师的指导下进行个性化饮食。② 适度运动。老年人的运动要遵循个体化原则,在运动时要注意安全,运动的形式可以多样化,可以选择中等强度的有氧运动,如快走、慢跑、游泳、舞蹈、太极拳和健身操等;可以选择抗阻运动,如哑铃操、蹬车、游泳、弹力带拉伸等,保持肌肉的质量和力量,预防跌倒和肌少症;可以进行平衡与协调锻炼,如单腿站、打太极和舞蹈等;特殊状态下如骨关节炎、糖尿病、手术后等,一定要在医生的指导下进行运动。

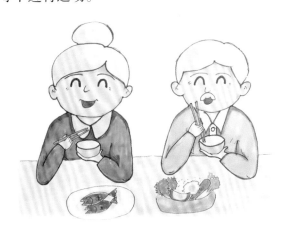

5. 老年人为什么要进行健康体检?

老年人由于自身机体免疫力、器官以及系统的不断退化,易患高血压、糖尿病等慢性疾病,会给老年人的身体健康及日常生活造成严重的危害。健康体检是在身体健康时主动进行全身检查,老年人进行健康体检非常必要:① 及时了解自身的健康状况。部分疾病只有发展到一定程度才会出现不适症状,通过体检可以获得健康信息。② 定期健康体检可以及时排查自己存在的问题,发现疾病隐患,进行提前预防。对可能存在的健康问题或潜在危害健康的风险因素,及时地采取预防和干预措施,提前预防可以稳定自己的身体状况,免于遭受疾病带来的痛苦,还可以避免小病发展成大病造成经济负担。③ 对存在的问题进行进一步检查,加快疾病的诊断。通过健康体检可以对疾病有一个初步的判断,进而针对问题进行专项检查,确诊疾病,以便及时治疗。④ 有助于提高老年人自我保健意识,养成良好的生活习惯和遵医行为,以减缓疾病的发生发展,减少并发症的发生。⑤ 建立健康档案。定期体检可以形成连续的健康档案,便于后续的病情分析及健康体检,还有利于医生判断病情和个人及时掌握自我健康动态,进行有效的健康管理。

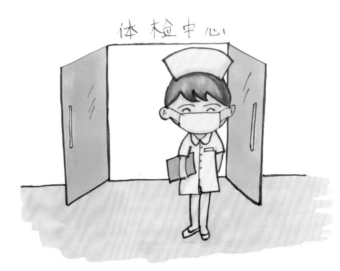

6. 老年人如何选择适合的体检机构?

目前体检市场鱼龙混杂,体检质量参差不齐,面对这种情况,选择体检机构时请遵循以下原则:① 口碑良好。良好的口碑是体检机构良性发展的基石。不能只看广告,投诉多少、纠纷多少、有无负面新闻更值得细细了解。② 资质合规。资质是体检质量的保障。"靠谱"的体检机构要有"靠谱"的资质,如机构合法、队伍专业、设备精良。③ 服务与环境。微笑的导检服务、和蔼的医务人员、合理的体检项目设置和流程安排,能让人在整个体检过程中感觉良好。④ 检后管理。专业的体检报告,要能调阅并比对历年的体检结果,从而对健康和疾病趋势做出合理判断。体检机构要有专职的团队,能够接受健康咨询并定期跟踪随访。

7. 老年人应该多长时间体检一次? 该如何对待体检结果?

体检的间隔时间因人而异,要根据不同的身体体质来决定。平时身体比较健康,没有基础疾病的老年人推荐一年一次;患有一种疾病或多种疾病、长期服用一种药物或多种药物者可以选择三个月到半年体检一次。

老年人体检后需要及时关注体检结果,全面了解自己的身体状况,结合体检建议逐条了解存在的问题:① 对明确建议进行专科诊疗的项目,应及时到相应专科门诊就诊。

② 对建议随访的项目,也需按时到相应专科就诊。③ 对部分自身有疑虑的内容,也需及时询问相应专家了解清楚。④ 对部分人群常见高发疾病通过饮食调整和生活方式干预可以促进其稳定的问题,也要按照建议进行自我管理。

8. 老年人体检前应该做哪些准备?

老年人体检前应做好以下准备:

(1) 饮食。体检前1天20:00后禁食,24:00后禁水;体检前3天禁酒,前1天不要饮浓茶、咖啡等刺激性饮料;体检前不要食用动物血,避免对大便隐血结果产生影响。

(2) 药物。停用维生素C等对检查有影响的药品或保健品;女性应在检查前1天停止阴道用药及冲洗,同时避免性生活;行胃肠镜检查前7天停用抗凝药物(如阿司匹林、波立维等),应注意停药期间的安全;体检当天可服用降压药物(以少量的水约10 mL送服),降糖药物可暂不服用,在空腹检查项目完成后用餐前服用,并及时就餐。

(3) 服饰。体检当天需要穿轻便、宽松、无金属配件的衣服和舒适的鞋子;不佩戴首饰和手表;部分检查需要及时去除金属物品如皮带等。

(4) 医疗资料。可携带最近的体检报告、就诊资料、平时的自测结果及服药单等。

(5) 其他。眼科检查需要携带平时佩戴的眼镜;体内有金属植入物或有特殊疾病、手术史(动脉瘤手术)的均需要提前告知。

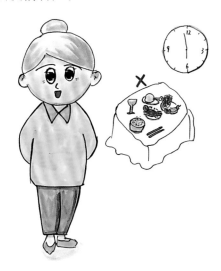

9. 老年人体检中检出率较高的疾病有哪些?

多项研究表明,在老年人群的体检中检出率较高的疾病有超重及肥胖、高血压、空腹血糖受损、血脂异常、代谢综合征等代谢性疾病,多数老年人具有两种和两种以上的指标异常,因此,老年人应进行定期健康体检,关注上述检验检查指标,针对体检结果,结合自身情况,积极地调整生活方式,对影响因素进行干预,防止慢性疾病的发生,提高生活质量。

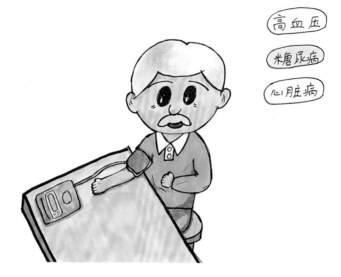

8

10. 老年人体检时容易疏忽哪些问题？

健康体检可以了解受检者的健康状况，早期发现疾病线索和健康隐患，因此千万别因为小的疏忽，影响体检结果和健康状况。应注意以下几点：① 不要随意停用慢性疾病治疗性药物，例如高血压患者应在服完降压药后再来体检。患有糖尿病或某些慢性疾病的患者，应在采血后及时服药，不可因体检而干扰常规治疗。② 不要随意舍弃体检项目。有些体检者因为对健康体检不重视，存在紧张恐惧心理，组织单位通知不及时，对医院体检环境不满意，体检流程不顺畅等原因随意舍弃一些检查项目，特别是基础体检项目，这样可能导致疾病的漏诊。③ 重要疾病史要告知体检医生，特别是重大疾病史需如实告知体检医生，提醒医生重点查看，或进一步检查，以了解该疾病的进展。④ 体检结论不可轻视。别让健康体检走过场，对体检报告结论提示体检者需做的进一步检查一定不要忽视，以免延误诊疗或干预的最佳时机。

第2章

老年人体格检查

1. 老年人如何正确测量体温？

体温,也称体核温度,指身体内部胸腔、腹腔和中枢神经的温度,具有相对稳定且较皮肤温度高的特点。体温的相对恒定是机体新陈代谢和生命活动正常进行的必要条件。由于体核温度不容易测试,常以口腔、直肠、腋窝等处的温度来代表体温,老年人在日常生活中,采用口腔、腋下温度测量更为便捷。体温的测量常使用的有水银体温计、电子体温计等。

(1) 测温前保证体位舒适,情绪平稳;测温前20—30 min若有运动、进食、喝冷饮或热饮、冷敷或热敷、洗澡、坐浴等,应休息30 min后再测量。

(2) 测量方法的选择:测量前将水银体温计的水银柱甩至35℃标志以下。① 口温部位:口表水银端斜放于舌下热窝。方法:闭口勿咬,用鼻呼吸。时间:3 min。② 腋温部位:体温计水银端放于腋窝正中。方法:擦干腋窝的汗液,体温计紧贴皮肤,屈臂过胸,夹紧。时间:10 min。

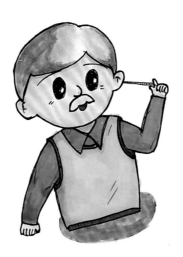

2. 老年人的体温平均值及正常范围是多少？

对于健康状况相对较好的老年人,正常体温标准采用通用标准,即口腔、腋下和直肠的温度。口腔的温度在36.3—37.2℃,平均温度37.0℃;腋下温度在36.0—37.0℃,平均温度36.5℃;直肠的温度在36.5—37.7℃,平均温度37.5℃。

正常人的体温在24 h之内会有波动,但波动范围一般不会超过1℃。由于基础代谢水平的不同,各年龄段体温存在差异,儿童、青少年的体温高于成年人,而老年人的体温低于青、壮年。

3. 老年人发生体温异常应如何处理?

老年人出现体温异常一定要重视,及时给予相应的处理:① 体温过高:指体温升高超过正常范围。相对于衰弱的老年人,基础代谢率比较低,同时体温调节机制反应不灵敏,有可能会出现基础体温偏低和体温波动幅度增大的情况,也可采取以下方式判断:口腔温度持续大于或等于37.3℃,或一日体温变动超过1.2℃,即为发热。对老年人的发热,应积极寻找导致发热的病因,可首先采取物理降温方法,如采用冷毛巾、冰袋等外敷散热、补充营养和水分、多休息,若体温不降,建议入院就诊,严格遵医嘱使用药物降温,应注意药物的剂量,尤其对于年老体弱及心血管疾病者应防止出现虚脱或休克现象。实施降温措施30 min后应再次测量体温。② 体温过低:指体温低于正常范围。一般由于散热过多、产热减少或体温调节中枢受损伤引起。出现体温过低,老年人应注意采取保暖措施,如适当添加衣物,饮热饮,同时维持室温在22—24℃;识别导致体温过低的因素,如营养不良、衣服穿着过少、供暖等问题。居家老年人,体温过低同时伴血压降低、心跳呼吸减慢,或有意识障碍,应由家人陪同立即就医。

4. 老年人如何正确测量脉搏?

老年人测量脉搏,可以间接了解心脏状况,协助诊断。通常以浅表、靠近骨骼的大动脉作为测量脉搏的部位,最常选择的诊脉部位是桡动脉。测量方法为以示指、中指、无名指的指端按压在桡动脉处,按压力量适中,以能清楚测得脉搏为宜。正常测量30 s,结果再乘以2。有心律不齐病史者,测足1 min。

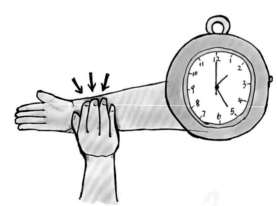

5. 老年人脉率多少为正常?

脉率是指每分钟脉搏搏动的次数(频率)。正常成人在安静状态下脉率为60—100次/min。脉率受诸多因素的影响而产生变化:① 年龄。脉率随年龄的增长而逐渐减低,到年老时轻度增加,65岁以上脉率范围在70—100次/min,平均75次/min。② 食物和药物。进食时,饮浓茶或咖啡等,会使脉率增快;禁食,使用某些药物,如镇静剂或洋地黄类药物能使脉率减慢。脉率是心率的指示,正常情况下是一致的,当脉率难以测定时,应测心率。老年人脉率低于60次/min时,若没有并发头晕、胸闷不适的症状,可自行休息,若伴有不适症状,及时就医;脉率高于100次/min,要考虑是否有熬夜、运动或情绪激动等情况,如果不是生理因素引起的,应考虑疾病因素引起的心率过快,需及时就医,进行心电图及心脏彩超等检查,平时注意劳逸结合,生活有规律,保持情绪稳定,戒烟限酒。

6. 老年人如何正确监测血压?

老年人测量血压时需注意以下问题:① 取坐位测量血压,保持室内环境安静;② 测量血压前需静坐至少5 min;③ 血压袖带与心脏保持同一水平;④ 首次测量血压时应测双上肢血压,评估时应以较高一侧血压为准;⑤ 老年人直立性低血压多见,因此初次测量血压和调整用药后,应注意立位血压的测量;⑥ 由于老年人血压的波动较大,有时需要多次测量不同时段的血压才能诊断。家庭自测血压有助于提高血压评估的准确性,但需注意由于血压测量设备的标准化及质控有待进一步完善,老年高血压诊断仍以诊室血压测量为主要依据,家庭自测血压仅作血压评估及监测依据,不作为诊断的独立依据。

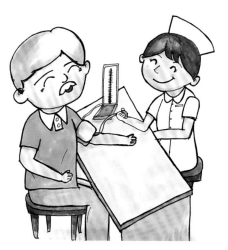

7. 高龄老年人血压水平的适宜范围是多少?

高龄老人(实足年龄≥80岁)在未使用降压药物的情况下非同日3次测量血压,血压水平的适宜范围:收缩压为110—150 mmHg,舒张压为70—90 mmHg(1 mmHg=0.133 kPa)。

8. 体质指数的正常范围是多少?

通过身高和体重,我们可以计算得出老年人的体质指数,体质指数=体重(kg)/[身高(m)]²,该指标考虑了身高和体重两个因素,结合老年人的每日活动量、饮食状况及有无饮食限制,可以综合评估老年人的营养状态。

体质指数正常范围为18.5—23.9 kg/m²,低于18.5 kg/m²提示体重过低,24—27.9 kg/m²提示超重,≥28 kg/m²提示肥胖。

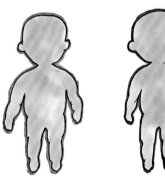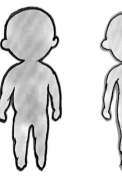

9. 老年人外科检查都查什么?

外科体检项目包括8项,即皮肤、淋巴、甲状腺、乳腺、四肢关节、脊柱、生殖器及肛门。① 皮肤:主要是对皮肤病变进行检查。② 淋巴:主要是通过触摸了解浅表淋巴结大小。③ 甲状腺:主要是通过视诊和触诊了解甲状腺大小、硬度,有无压痛及震颤等。④ 乳腺:检查乳房部位有无肿块、触痛、边界、有无波动感等。⑤ 四肢关节:检查四肢关节是否存在形状改变或者红肿热痛等症状,是否存在功能障碍疾病或者静脉曲张、溃疡等疾病。⑥ 脊柱:通过肉眼观察脊柱弯曲度。⑦ 生殖器:主要指男性,观察阴茎、睾丸有无畸形及其形状、大小,有无红肿、溃疡,有无阴囊湿疹、性病等疾病。⑧ 肛门:主要是肛门指检,检查有无红肿、压痛、硬物,大致确定距肛缘7—10 cm的肛门和直肠有无病变。

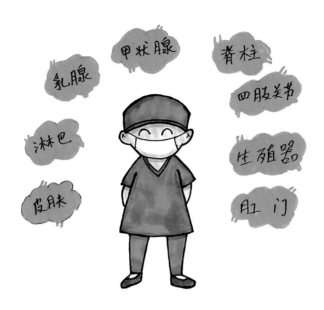

10. 老年人为什么要做肛门指检?

肛门指检又称"肛诊""肛检",肛门直肠指检可分为肛外指检和肛内指检两部分。肛外指检可检查肛门四周有无硬结、肿物和压痛,有无波动感,并检查肛外皮下有无瘘管、索条以及它们的走向等。而肛内指检是我们常讲的肛门直肠指检,指用示指由肛门伸入直肠进行体格检查的方法,是肛肠科重要的检查方法。肛检是初步诊断、早期发现直肠癌最重要的方法之一。肛门指检可以检测距肛缘7 cm左右的肛门直肠,约70%的直肠肿瘤可通过指检发现。此外,肛检在痔病、出口梗阻型便秘、前列腺疾病(尤其是前列腺癌)及妇科疾病等方面也有一定的诊断价值。

11. 老年人心血管系统检查项目有哪些?

心血管系统的检查项目除了我们比较熟悉的心电图检查,还包括超声心动图检查、冠状动脉CT检查、冠脉造影检查、心肌酶检查和心脏核素检查等。① 心电图:包括常规心电图、24 h动态心电图、运动负荷试验、遥测心电图等,心电图检查是诊断冠心病最常用、最简单的方法。但心电图检查存在一个问题,如果做心电图的时候胸口不疼,可能在心电图上就反映不出问题,这时可以采用运动负荷试验来辅助诊断,通过运动增加心脏的负荷,诱发心肌缺血,这时候再做心电图就可以发现是否有心肌缺血了。② 超声心动图:利用多普勒超声原理检查心脏的内部结构和功能,该检查能较准确地评定患者的心功能。③ 冠状动脉CT检查:主要检查血管改变情况,看看心血管内部有没有钙化和斑块,并判断血管是否通畅。④ 冠状动脉造影:把造影剂打进血管,让冠状动脉显影,这样就可以了解冠状动脉的走向和管腔大小。⑤ 心肌酶检查:检测血液中一些酶的含量,这些心肌酶在心肌局部坏死后释放入血,所以心肌酶升高提示存在心肌坏死,这项检查是确诊心肌梗死的重要手段之一。⑥ 核素检查:核素检查除了可以观察心室收缩和舒张的状态,还可以明确部位和范围大小。

12. 老年人消化系统检查项目有哪些?

老年人消化系统检查,主要目的是结合症状协助疾病的诊断,针对常见的老年消化系统疾病,常用的消化系统检查有以下5项。① 胃食管反流病:内镜检查、食管测压和食管24 h pH监测、食道多通道内阻抗技术检测、食管钡餐X线检查。② 慢性胃炎:内镜及病理组织学检查、幽门螺杆菌检查。③ 消化性溃疡:胃镜检查。④ 缺血性结肠炎:肠镜检查、腹部CT。⑤ 胆道系统感染:腹部B超、腹部磁共振、内镜逆行胆胰管造影(ERCP)、磁共振胆管造影(MRCP)。

13. 老年人耳鼻咽喉检查项目有哪些?

老年人耳鼻喉检查的项目有:① 耳部检查:可进行听力检查,此外,可以检查前庭功能,明确眩晕的原因。耳内镜检查可观察外耳道及骨膜,同时明确中耳的基本情况。② 鼻部检查:前鼻镜检查、鼻内窥镜检查,明确鼻腔、鼻窦情况;鼻声反射及鼻阻力检查,明确鼻子被堵的位置;嗅觉功能检查,明确嗅觉情况。③ 咽喉部检查:纤维喉镜检查,可以明确咽喉部是否有炎症、肿瘤。

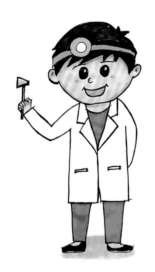

14.为什么说耳鼻咽喉科检查可发现全身性疾病?

全身因素对耳鼻咽喉疾病有影响。① 全身营养状况和体力下降:耳鼻咽喉各器官与外界直接相通,容易患急性鼻炎、急性咽喉炎、急性扁桃体炎等感染性疾病,多发生在过度劳累之后或营养状况差而抵抗力下降者身上。不良生活习惯、睡眠不佳、精神抑郁等也是老年人耳鼻咽喉疾病的危险因素。② 免疫状态异常:获得性免疫缺陷综合征,即艾滋病,会表现出耳鼻咽喉病变。③ 变态反应:主要有常年性或季节性变应性鼻炎、鼻窦炎、鼻息肉等。④ 精神因素:咽异感症可以由咽及邻近器官和全身因素引起,而精神因素是主要原因之一。

全身疾病在耳鼻咽喉的表现:全身疾病与专科疾病之间的临床表现虽有所不同但无严格区别,大量全身性疾病甚至在耳鼻咽喉部出现十分明显的症状和体征时能被发现,如白血病,鼻出血甚至有时是首发症状。

15. 老年人口腔检查项目有哪些?

老年人口腔检查一般包括口腔的外部检查、口腔内部检查和牙齿的X线检查。① 口腔外部检查查看颌面部外形的对称性、比例是否协调、侧面的形态和轮廓,检查下颌运动时的开口度和口型等。② 口腔内部检查,主要应用口腔科专用的探针查看及了解口腔的卫生情况、牙齿的数目、牙周组织的情况、是否有龋齿及龋齿有无松动、是否有假牙及假牙的情况等。③ 牙齿的X线检查,可检查牙齿的牙冠和牙根的形态、是否有埋伏牙、颞下颌关节和上颌窦的情况。老年人应该每半年做1次口腔检查。

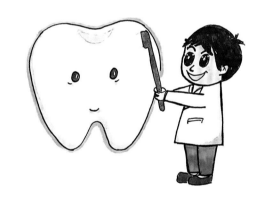

16. 老年人进行口腔检查有何意义?

口腔疾病是人类常见疾病,研究表明,口腔疾病不仅影响正常的咀嚼、吞咽等功能,还与营养不良、糖尿病、心血管疾病等全身系统疾病密切相关。因此人的口腔健康状况对全身健康与生活质量至关重要。老年人由于处于高龄失能状态,身体机能逐渐下降,其口腔健康更加不容忽视。个别老年人由于口腔卫生保健上的疏忽及整个机体衰老发展的结果,龋病、牙周病、黏膜白斑等口腔疾病的发病率逐渐上升。特别是龋病、牙周病的患病率急剧上升,严重地破坏了口腔牙齿、唾液腺等综合的口腔消化功能和正常清晰的语言功能。口腔牙颌系统功能的破坏,很快而又明显地危害老年人的身体健康,加速了其他全身性老年病病情的发展和机体衰老退化的进程。这必然反过来又影响到口腔、牙齿、唾液腺的健康,促使原有口腔疾病加重,两者相互影响的结果,严重地妨碍老年人机体健康。所以,为了保证老年人的口腔、黏膜、牙齿的健康,降低口腔疾病的发生概率,必须格外重视口腔的卫生保健,应定期进行口腔检查。

17. 老年人眼科检查项目有哪些?

老年人眼科检查应行裂隙灯眼前节检查、眼压检查、眼底检查及眼科辅助检查。① 裂隙灯眼前节检查是眼科的基本检查。在裂隙灯下,可以检查患者的结膜有无充血、分泌物是否增多;检查角膜是否透明,有无角膜上皮、基质病变及角膜后沉着物;检查前房深度,是否存在浅前房,有无前房细胞及丁达尔现象;检查瞳孔对光反射是否灵敏;检查虹膜有无萎缩及有无新生血管;检查晶状体是否透明及是否在位;检查前段玻璃体是否混浊。② 眼压检查可以帮助判断有无青光眼的危险因素,对于急性眼痛伴眼压升高的患者可以提示存在急性闭角型青光眼的可能。③ 眼底检查可以显示患者视盘的颜色及形态,黄斑区有无出血、渗出、瘢痕和水肿,视网膜动静脉比例,有无视网膜新生血管,有无视网膜脱离等重要的信息。

常见的眼科辅助检查有:① B超检查:对于由于屈光间质混浊而难以进行眼底检查的患者,眼B超检查可以显示玻璃体是否混浊,视网膜是否在位,是否存在眼球内占位性病变等信息。② 视野检查:对于怀疑青光眼及脑血管病变和垂体病变的患者,视野检查可以提供具有诊断意义的信息。青光眼的典型视野改变早期为旁中心暗点和鼻侧阶梯,而后发展为弓形暗点、环形暗点,最后为管状视野、颞侧视岛直至视野全部丢失。③ 光学相干断层扫描(OCT):OCT是一种无创的黄斑区断层扫描,它通过对黄斑区视网膜结构的细致扫描,可为黄斑变性的诊断提供详尽信息。结合眼底图像,OCT可以明确病变的性质、范围及层次。④ 荧光血管造影:荧光血管造影常被用来确认有无活动性新生血管并确定病变的位置及新生血管的组成。

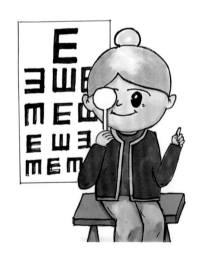

第3章

老年人常规化验

1. 不同的采血项目对采集时间有什么要求?

采血项目常因检查的目的不同对采血时间有不同的要求:① 空腹采血:是指在禁食8 h后空腹采取的标本,一般是在晨起早餐前采血,常用于临床生化检查。其优点是可避免饮食成分和白天生理活动对检验结果的影响,同时每次均在固定时间采血也便于对照比较。② 特定时间采血:因人体生物节律在昼夜间有周期性变化,故在一天中不同时间所采的血标本检验结果也会随着变化,如激素等测定结果。进行治疗药物监测时,更需注意采血时药物浓度的峰值和低谷。③ 急诊采血:不受时间限制。

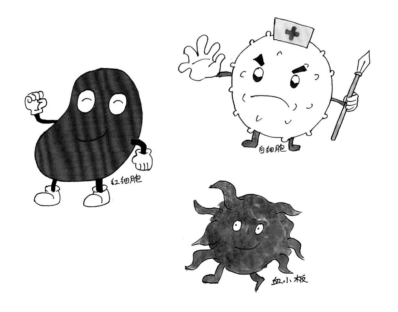

2. 血常规检查需要重点关注哪些指标?

血常规检查需要重点关注红细胞和血红蛋白、白细胞、网织红细胞、血小板,如表3.1所示。

表3.1 血常规检查需要重点关注的指标

项目		参考值		临床意义
		成年男性	成年女性	
红细胞和血红蛋白	红细胞计数	$(4.0{-}5.5)\times10^{12}\,L^{-1}$	$(3.5{-}5.0)\times10^{12}\,L^{-1}$	多次检查男性红细胞$>6.0\times10^{12}\,L^{-1}$、血红蛋白$>170\,g/L$，女性红细胞$>5.5\times10^{12}\,L^{-1}$、血红蛋白$>160\,g/L$时即认为增多。红细胞及血红蛋白增多可见于真性红细胞增多症、慢性肾上腺皮质功能减退、肺源性心脏病、肾癌等。红细胞及血红蛋白减少多见于各种贫血
	血红蛋白	120—160 g/L	110—150 g/L	
白细胞	白细胞计数	$(4{-}10)\times10^{9}\,L^{-1}$		形态上白细胞可分为中性粒细胞、嗜酸性粒细胞、嗜碱性粒细胞、淋巴细胞和单核细胞5种类型
				白细胞总数高于$10\times10^{9}\,L^{-1}$称白细胞增多，低于$4\times10^{9}\,L^{-1}$称白细胞减少
	中性粒细胞百分比	50%—75%		增多多见于急性感染、严重的组织损伤、急性大出血、急性中毒、白血病、骨髓增殖性肿瘤等
				减少多见于某些病毒感染性疾病、革兰阴性杆菌感染、原虫感染、血液系统疾病、脾肿大、自身免疫性疾病等
	嗜酸性粒细胞百分比	0.5%—5%		增多可见于过敏性疾病、寄生虫病、皮肤病、血液病、某些恶性肿瘤、某些传染病等
				减少可见于伤寒初期、大手术、烧伤等应激状态，临床意义不大
	嗜碱性粒细胞百分比	≤1%		增多可见于过敏性疾病、血液病、某些恶性肿瘤等
				减少临床意义不大
	淋巴细胞百分比	20%—40%		增多可见于感染性疾病、成熟淋巴细胞肿瘤、急性传染病的恢复期等
				减少可见于应用肾上腺皮质激素等治疗及放射线损伤、T淋巴细胞免疫缺陷病等
	单核细胞百分比	3%—8%		增多可见于某些感染、某些血液病等
				减少临床意义不大
网织红细胞百分比		0.5%—1.5%		增多可见于溶血性贫血、急性失血、缺铁性贫血、巨幼细胞贫血等
				减少可见于再生障碍性贫血等
血小板计数		$(100{-}300)\times10^{9}\,L^{-1}$		超过$400\times10^{9}\,L^{-1}$为血小板增多。可见于骨髓增殖性肿瘤、急性感染、急性溶血、某些癌症等
				低于$100\times10^{9}\,L^{-1}$称为血小板减少。可见于再生障碍性贫血、放射性损伤、急性白血病、脾肿大、肝硬化等

3. 什么是晨尿、随机尿、特殊尿？应该如何留取？

根据检测目的的不同,尿液标本可分为晨尿、随机尿和特殊尿等。① 晨尿:早晨起床后第1次收集的尿液,其为浓缩和酸化的标本,血细胞、上皮细胞及管型等有形成分相对集中且保存得较好,适用于尿常规检验和微生物检查、可疑或已知泌尿系统疾病的动态观察等。② 随机尿:留取任何时间的尿液标本,本方法留取方便,但易受饮食、运动、用药等影响,随机尿适用于门诊、急诊患者。③ 特殊尿:根据检查的目的不同留取特定时间的尿液标本。

4. 留取尿液标本时需要注意什么？

留取尿液标本时需要注意以下事项:① 标本采集时间会影响检查结果,晨尿标本的价值最大。② 会阴部分泌物较多时,应先清洁或冲洗会阴部,再收集尿标本。女性月经期间不宜留取尿标本,以免影响检验结果。③ 留取尿标本时不可将粪便混入尿液中,因粪便中的微生物可使尿液变质。④ 留取12 h或24 h尿标本,应放置在阴凉处,根据检验要求在尿中加入相应防腐剂。⑤ 尿液标本放置时间不宜过长,其盐类结晶析出、尿素分解产氨、细菌繁殖、尿胆原和尿胆红素转化等多种因素,均可影响检查结果。根据检测目的,正确留取标本并及时送检。

5. 留取尿培养标本时需要注意什么？

留取尿培养标本时应先清洗外阴,然后不间断排尿,弃去前、后时段的尿液,用无菌容器采集中间时段的尿液。

6. 如何留取24 h尿蛋白定量？

留取24 h尿蛋白定量是从早晨7:00排空膀胱并弃去此次尿液,之后开始留取尿液,第一次的尿液留入集尿桶后加入防腐剂,使之与尿液混合,到次日早晨7:00排最后一次尿液入集尿桶内(集尿桶应放置在阴凉处)。24 h全部尿液留取在集尿桶内充分混匀,记录24小时尿液总量,取适量尿液送检。

7. 尿常规检查重点需要关注哪些指标？正常值是多少？

成人新鲜尿液呈淡黄色、清晰透明,具有挥发性酸的气味,比重为1.015—1.025,晨尿最高,一般大于1.020;新鲜尿液多呈弱酸性,随机尿pH为4.5—8.0,晨尿pH约为6.5,成人尿量为每24 h 1000—2000 mL。

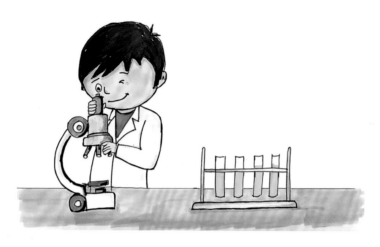

（1）颜色。在病理情况下尿液可呈不同的颜色，如表3.2所示。

表3.2　不同尿液的颜色

尿　液	颜　色
1. 血尿	尿液呈红色，多见于泌尿生殖系统疾病、出血性疾病、某些健康人剧烈运动后的一过性血尿等
2. 血红蛋白尿	尿液呈暗红色、棕红色甚至酱油色，可见于蚕豆病、输血反应等
3. 肌红蛋白尿	尿液呈粉红色或暗红色，可见于大面积烧伤、创伤等
4. 胆红素尿	胆红素尿的外观呈深黄色豆油样，振荡尿液后其泡沫仍呈黄色，胆红素定性检查呈阳性。常见于胆汁淤积性黄疸、肝细胞性黄疸、某些食物和药物(如维生素B_2、利福平)导致等
5. 乳糜尿和脂肪尿	尿液呈乳白色、乳状浑浊或脂肪小滴，常见于丝虫病、肾周围淋巴管梗阻、脂肪挤压损伤、骨折、肾病综合征等
6. 脓尿和菌尿	尿液呈白色浑浊或云雾状，常见于泌尿系统化脓性感染等
7. 结晶尿	尿液呈黄白色、灰白色或淡粉红色，由于尿液含有高浓度的盐类结晶所致，以磷酸盐和碳酸盐最常见，还可见尿酸盐、草酸盐结晶

（2）比重。关于尿液比重的说明如表3.3所示。

表3.3　尿液比重

尿液比重	情况说明
1. 比重增高	比重大于1.025的尿液称为高渗尿或高比重尿。常见于血容量不足导致的肾前性少尿、糖尿病、急性肾小球肾炎、肾病综合征等
2. 比重降低	比重小于1.015的尿液称为低渗尿或低比重尿。常见于大量饮水、慢性肾小球肾炎、肾小管间质性疾病、慢性肾衰竭、尿崩症等
	尿比重固定于1.010±0.003，提示肾脏浓缩稀释功能丧失

（3）尿液化学检查。尿液化学检查的各项参数如表3.4所示。

表3.4　尿液化学检查的各项参数

项　目		参考值	临床意义
	定　性	定　量	
1. 蛋白质	阴性	0—80 mg/24 h	蛋白质定性检查呈阳性的尿液，称为蛋白尿。病理性蛋白尿见于各种肾脏及肾脏以外疾病所致的蛋白尿，多为持续性蛋白尿
2. 葡萄糖	阴性	0.56—5.0 mmol/24 h	尿糖定性检查呈阳性的尿液称为糖尿，分为血糖增高性糖尿、血糖正常性糖尿、暂时性糖尿、其他糖尿
3. 酮体	—	—	尿液酮体阳性可见于糖尿病酮症酸中毒、非糖尿病性酮症、中毒、某些药物影响等
4. 尿液胆红素、尿胆原	胆红素 阴性	≤2 mg/L	尿液胆红素、尿胆原检查主要用于黄疸的鉴别
	尿胆原 阴性或弱阳性	≤10 mg/L	

（4）尿液显微镜检查。尿液显微镜检查各项参数如表3.5所示。

表3.5　尿液显微镜检查各项参数

项　目		参考值	临床意义
	玻片法	定量检查	
1. 红细胞	0—3个/HPF	0—5个/μL	数量增多可见于尿路结石、损伤、出血性膀胱炎、血友病、剧烈活动、肾小球肾炎、肾盂肾炎、肾结核等
2. 白细胞和脓细胞	0—5个/HPF	0—10个/μL	数量增多主要见于肾盂肾炎、膀胱炎、药物性急性间质性肾炎、新月形肾小球肾炎、阴道炎和宫颈炎等
上皮细胞 （1）肾小管上皮细胞	无		数量增多提示肾小管有病变，见于急性肾小球肾炎、肾小管坏死性等
（2）移行上皮细胞	无或偶见		数量增多提示泌尿系统相应部位病变，见于膀胱炎、肾盂肾炎等
（3）鳞状上皮细胞	男性偶见，女性为3—5个/HPF		数量增多主要见于尿道炎等
3. 管型	偶见透明管型		(1)管型是尿沉渣中最有诊断价值的成分。(2)管型类型、性质对各种肾炎的诊断有重要的意义。(3)管型的体积越大、越宽，表明肾脏损伤越严重。但当肾脏疾病发展到后期，可交替使用的肾单位减少、肾小管和集合管浓缩稀释功能完全丧失后，则不能形成管型。所以，管型的消失究竟是病情好转还是恶化，应结合临床资料综合分析

续表

项 目	参考值		临床意义
	玻片法	定量检查	
4.结晶	—		尿液的结晶多来自于食物或盐类代谢。病理性结晶可由疾病因素或药物代谢异常所致
5.其他	—		细菌:(1)健康人新鲜尿液中无细菌存在和生长。(2)非经无菌手段采集到的新鲜尿液中检查到细菌无临床意义。(3)如按无菌要求采集的尿液标本,见到较多量的细菌,同时见到大量白细胞和上皮细胞及红细胞,多提示尿路感染
			真菌:多为假丝酵母菌,常见于糖尿病患者、女性尿液或碱性尿液
			寄生虫:尿液中的寄生虫及虫卵多为标本污染所致。如阴道毛滴虫多来自于女性阴道分泌物,乳糜尿中可检查出微丝蚴

8. 留取粪便标本时需注意什么?

(1)留取粪便标本时取似蚕豆大粪便1块,标本要新鲜,不得混有尿液、消毒剂和污水等,以免破坏其有形成分和病原体等。腹泻时水样便应盛于容器内送检。

(2)应选取含有黏液、脓液和血液等病理成分的部分,外观无异常的粪便可于其表面和深处多部位采集标本。

(3)采集粪便隐血标本时,检查前3天禁食绿色蔬菜,肉类,动物肝、血以及含铁丰富的食物、药物等,3天后采集标本,以免造成假阳性。

(4)采集标本的容器应清洁、干燥、有盖,不吸水和渗漏;细菌学检查要采用灭菌有盖的容器采集标本。

(5)粪便检查寄生虫及虫卵,应采取连续3天送检3次,因为肠道寄生虫排卵有周期性,以免漏诊。采集寄生虫标本时,如正在服用驱虫药或做血吸虫孵化检查,应留取全部粪便。

(6)检查阿米巴原虫,采集标本前几日不应服用钡剂、油质或含金属的泻剂,以免金属制剂影响阿米巴虫卵或胞囊的显露。

(7)采集标本后应及时送检,并于标本采集后1h内完成检查,否则可因消化酶、酸碱度变化以及细菌的作用等因素的影响,粪便有形成分被破坏。

9. 粪便隐血试验检查有何意义?

粪便隐血试验正常值为阴性。粪便隐血试验对消化道出血,特别是消化道肿瘤的诊断与鉴别诊断具有重要价值,可作为消化道恶性肿瘤普查的一个筛查指标,其连续检查对早期发现结肠癌、胃癌等恶性肿瘤有重要的价值。当粪便隐血试验阳性时,应及时检查出血源。如果未能查到出血源,则可能为假阳性,但必须在3—6月之后重新开展粪便隐血试验,直至检查到出血源或排除出血为止。对50岁以上的无症状的中老年人,应每年做1次粪便隐血试验作为消化道恶性肿瘤的筛查试验,其对消化性溃疡诊断的阳性率为40%—70%,且呈间断性阳性;对消化道恶性肿瘤诊断的阳性率达95%,且呈持续性阳性。有些胃肠道出血是间歇性的,为了降低误诊率,必须对同一患者的不同标本检查3—6次。同时,粪便隐血试验结果必须与临床其他资料结合分析,进行诊断与鉴别诊断。

10. 粪便性状的改变有何意义?

成人每天一般排便1次,约100—300 g,为成形软便,呈黄褐色,有少量黏液,有粪臭。粪便一般性状检查对消化系统疾病和寄生虫感染的诊断有重要价值。粪便性状改变及意义如表3.6所示。

表3.6 粪便性状改变及意义

粪便类型	特 点	临床意义
稀汁便	脓样,含有膜状物	假膜性肠炎
	洗肉水样	副溶血性弧菌食物中毒
	红豆汤样	出血性小肠炎
	稀水样	艾滋病伴肠道隐孢子虫感染
米泔样便	白色淘米水样,含有黏液片块	霍乱、副霍乱
黏液便	小肠病变的黏液混于粪便中,大肠病变的黏液附着在粪便表面	肠道炎症或受刺激,肿瘤或便秘,某些细菌性痢疾
胨状便	黏胨状膜状或纽带状	过敏性肠炎、慢性细菌性痢疾
鲜血便	鲜红色,滴落于排便之后或附在粪便表面	直肠癌、直肠息肉、肛裂或痔疮
脓血便	脓样、脓血样、黏液血样、黏液脓血样	细菌性痢疾、阿米巴痢疾、结肠癌、肠结核、溃疡性结肠炎
乳凝块	黄白色乳凝块或蛋花样	婴儿消化不良、婴儿腹泻
变形便	球形硬便	习惯性便秘、老年人排便无力
	细条、扁片状	肠痉挛、直肠或肛门狭窄
	细铅笔状	肠痉挛、肛裂、痔疮、直肠癌

11. 粪便颜色的改变有何意义?

粪便的颜色可因进食种类不同而异,进食过多肉类者粪便偏黑褐色,进食过多绿色蔬菜者粪便呈暗绿色。在病理情况下,白陶土色便多见于胆汁淤积性黄疸及服用硫酸钡等;红色便多见于直肠癌、痔疮、肛裂等;果酱色大便多见于阿米巴痢疾、肠套叠等;柏油色大便多见于上消化道出血及服用铁剂等。

12. 痰液标本采集方法及注意事项有哪些?

(1)痰液标本采集方法:采集晨间第一口痰,采集标本前嘱患者刷牙、清水漱口数次后,用力咳出气管深部或肺部的痰液,采集于干燥洁净容器内,要避免混杂唾液或鼻咽分泌物;咳痰困难时可用雾化吸入后采集痰标本;微生物培养取样应在抗生素等药物治疗开始之前,如已用药,则应选血液药物浓度最低水平时采样。

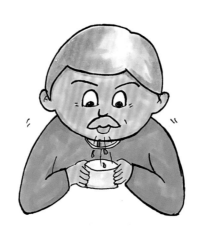

(2)注意事项:① 痰液一般性状检查以清晨第一口痰标本最适宜,此时痰量较多,痰内细菌较多,阳性检出率较高。② 检查24 h痰液量或观察分层情况时,应将痰吐在无色的广口瓶内,容器内可加少量防腐剂。③ 细胞学检查以上午9—10时采集深咳的痰液最好。④ 留取细菌培养标本时,先用无菌水漱口,以避免口腔内正常菌群的污染。

13. 痰液检测项目有何意义?

痰液的性状对诊断有一定的意义。如痰液为黄色或黄绿色脓性提示呼吸道化脓性感染;如痰液有恶臭则提示厌氧菌感染。如痰液涂片发现结核分枝杆菌,则提示开放性肺结核。痰液脱落细胞阳性是确诊肺癌的组织学依据,若能正确采集标本,肺癌的痰液细胞学阳性检出率可达60%—70%,是诊断肺癌的主要方法之一。自痰液中发现寄生虫、虫卵或滋养体,可确诊肺部寄生虫病。

14. 肝功能检测包括哪些指标？重点需关注哪些指标？

肝功能指标分为肝功能Ⅰ、肝功能Ⅱ。① 肝功能Ⅰ：包括总蛋白(TP)、白蛋白(ALB)、球蛋白(GLO)、白/球比例A/G、总胆红素(TBIL)、直接胆红素(DBIL)、间接胆红素(IBIL)、谷丙转氨酶(ALT)、谷草转氨酶(AST)、碱性磷酸酶(ALP)、r-谷氨酰转移酶(GGT)。② 肝功能Ⅱ：包括总蛋白(TP)、白蛋白(ALB)、球蛋白(GLO)、白/球比例A/G、总胆红素(TBIL)、直接胆红素(DBIL)、间接胆红素(IBIL)、谷丙转氨酶(ALT)、谷草转氨酶(AST)、碱性磷酸酶(ALP)、r-谷氨酰转移酶(GGT)、乳酸脱氢酶(LDH)、前白蛋白(PA)、总胆汁酸(TBA)

重点需关注：蛋白指标(TP和ALB)、谷丙转氨酶(ALT)、谷草转氨酶(AST)、碱性磷酸酶(ALP)、r-谷氨酰转移酶(GGT)。

蛋白指标(TP和ALB)降低考虑老年人蛋白摄入不足、消化吸收不好引起的营养不良，或者是消耗增加，见于慢性消耗性疾病。ALT和AST能敏感地反映肝细胞损伤与否及损伤程度。患有急性病毒性肝炎时，ALT和AST明显升高。肝脏慢性疾病引起肝脏损伤时，AST升高显著。酒精性肝病、药物性肝炎、脂肪肝等转氨酶一般轻度升高。ALP和GGT是反映肝脏胆汁淤积的酶，胆汁排出受阻时GGT升高，多见于胆道阻塞性疾病。

15. 肾功能检测包括哪些指标？各有什么意义？

肾功能化验检查包括尿素(BUN)、肌酐(CRE)、尿酸(UA)、胱抑素C(Cys-C)、估算的肾小球滤过率(eGFR)。BUN能在一定程度上反映肾小球滤过功能，当肾小球滤过率降低，将导致血尿素氮浓度增加，因此目前临床上通过测定尿素氮以粗略观察肾小球的滤过功能。CRE主要由肾小球滤过排出体外，血液中的肌酐浓度取决于肾小球滤过能力。当肾实质损害，肾小球滤过率降低，血肌酐就会明显上升，如急性肾衰竭，血CRE明显的进行性升高为器质性损害的指标，可伴少尿或非少尿；慢性肾衰竭，CRE升高程度与病变严重性一致；肾衰竭代偿期，血CRE<178 μmol/L；肾衰竭失代偿期，CRE>178 μmol/L；肾衰竭期，CRE明显升高(>445 μmol/L)。UA升高见于肾小球滤过功能下降，嘌呤代谢增强使得尿酸合成增加，如痛风等。Cys-C是一种分泌性蛋白质，广泛存在于人体体液中，血清中Cys-C浓度完全取决于肾小球滤过率，所以Cys-C是目前反映肾小球滤过率理想的实验室指标。eGFR主要用于评估肾小球的滤过功能及慢性肾病的分期。

16. 什么是空腹血糖？什么是随机血糖？

血糖检测是目前诊断糖尿病的主要依据，也是判断糖尿病病情和控制程度的主要指标。① 空腹血糖:成人空腹血浆(清)葡萄糖:3.9—6.1 mmol/L(参考值)。空腹血糖是指隔夜空腹8h以上,早餐前采血测定的血糖值。排除了饮食的影响,可反映基础情况下的血糖水平。② 随机血糖:指一天中任意时间的血糖,不考虑上一次进餐时间及食物摄入量。随机血糖不能用来诊断空腹血糖受损或糖耐量异常。

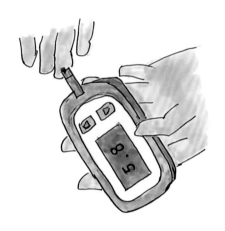

17. 什么是口服葡萄糖耐量试验?

葡萄糖耐量试验是检测葡萄糖代谢功能的试验,主要用于诊断症状不明显或血糖升高不明显的可疑糖尿病。现多采用WHO推荐的75 g葡萄糖标准的口服葡萄糖耐量试验(OGTT),分别检测空腹和口服葡萄糖后0.5 h、1 h、2 h、3 h的血糖和尿糖。① 空腹血浆葡萄糖:3.9—6.1 mmol/L。② 口服葡萄糖后0.5—1 h,血糖达高峰(一般为7.8—9.0 mmol/L),峰值<11.1 mmol/L。③ 2 h血糖<7.8 mmol/L。④ 3 h血糖恢复至空腹水平。⑤ 各检测时间点的尿糖均为阴性。

18. 诊断糖尿病的标准是什么?

满足以下条件者,即可诊断糖尿病:① 具有糖尿病症状,空腹血浆葡萄糖≥7.0 mmol/L。② OGTT 2 h血糖≥11.1 mmol/L。③ 具有临床症状,随机血糖≥11.1 mmol/L,且伴有尿糖阳性者。临床症状不典型者,需要另一天重复检测确诊,但一般不主张做第3次OGTT。

19. 什么是空腹血糖受损?什么是糖耐量异常?

空腹血糖增高而又未达到诊断糖尿病的标准时,称为空腹血糖受损。空腹血浆葡萄糖<7.0 mmol/L,2 h血糖为7.8—11.1 mmol/L,且血糖到达高峰的时间延长至1 h后,血糖恢复正常的时间延长至2—3 h以后,同时伴有尿糖阳性者为糖耐量异常。糖耐量异常应长期随诊观察,大约1/3能恢复正常,1/3仍为糖耐量异常,1/3最终转为糖尿

病。糖耐量异常常见于2型糖尿病、肢端肥大症、甲状腺功能亢进症、肥胖症及皮质醇增多症等。

20. 糖化血红蛋白的正常值是多少？检测糖化血红蛋白有何意义？

糖化血红蛋白（HbA_1c）参考值为4％—6％。HbA_1c 水平反映了人体近2—3个月的平均血糖水平：① 评价糖尿病控制程度。$HbA_1c<7\%$ 说明糖尿病控制良好，HbA_1c 愈高，血糖水平愈高，病情愈重。故 HbA_1c 可作为糖尿病长期控制的良好观察指标。② 筛检和预测糖尿病。《中国2型糖尿病防治指南（2020年版）》中，HbA_1c 被正式纳入糖尿病诊断标准当中，以 $HbA_1c \geqslant 6.5\%$ 为切点，辅助糖尿病诊断。③ 预测血管并发症。HbA_1c 与氧的亲和力强，可导致组织缺氧，故 HbA_1c 长期增高，可引起组织缺氧而发生血管并发症。$HbA_1c>10\%$ 提示并发症严重，预后较差。④ 鉴别高血糖。糖尿病高血糖的 HbA_1c 水平增高，而应激性高血糖的 HbA_1c 则正常。

需要注意的是：HbA_1c 反映的是近一段时间内血糖控制的平均水平，但并不能反映每天血糖的动态变化或低血糖异常发生的频率。HbA_1c 正常不代表血糖就没有问题，贫血、血红蛋白异常等因素都可能对结果的准确性造成影响。

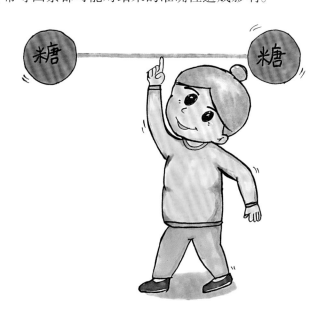

21. 血脂检测包括哪些指标？正常值是多少？

检查项目分为：① 血脂二项，包括总胆固醇（TC）和甘油三酯（TG）。② 血脂五项，包括总胆固醇（TC）、甘油三酯（TG）、高密度脂蛋白胆固醇（HDL-C）、低密度脂蛋白胆固醇（LDL-C）、极低密度脂蛋白胆固醇（VLDL）。③ 全套血脂，包括总胆固醇（TC）、甘油三酯（TG）、高密度脂蛋白胆固醇（HDL-C）、非高密度脂蛋白胆固醇（n-HDL）、极低密度脂蛋白胆固醇(VLDL)、低密度脂蛋白胆固醇(LDL-C)、载脂蛋白A(APOA)、载脂蛋白B(APOB)、脂蛋白(a)[LP(a)]。

血脂检测各指标正常值参考范围如表3.7所示。

表3.7　正常值参考范围

指　标	正常值
TC	2.86—5.98 nmol/L
TG	0.56—1.70 nmol/L
HDL-C	0.94—2.0 nmol/L
n-HDL	1.92—3.98 nmol/L
VLDL	0.21—0.60 nmol/L
LDL-C	0.00—3.36 nmol/L
APOA	1.10—1.60 g/L
APOB	0.00—1.05 g/L
Lp(a)	0—300 mg/L

22. 总胆固醇和甘油三酯增高有何危害？

总胆固醇(TC)和甘油三酯(TG)升高,可作为心血管疾病高危险因素的评估指标,提示冠心病等心脑血管疾病发生的危险性增高。TC和TG升高可使血液变得黏稠、血流减慢,从而导致血液中的脂质沉积在血管壁,形成粥样硬化的斑块,最终导致动脉粥样硬化。

如果斑块随着血脂不断升高,沉积不断增加,可能造成血管管腔狭窄,影响血流的通过造成更为严重的疾病状态,比如发生在心脏血管的冠状动脉上可能会造成冠心病,引起心绞痛或心肌梗死,发生在脑血管可能会发生脑供血不足,从而引起脑缺血以及脑卒中。

23. 心肌酶谱检测包括哪些指标？

心肌损伤标记物包括肌钙蛋白、肌红蛋白和心肌酶谱,是临床上诊断心肌梗死和心肌炎的重要指标。

心肌酶谱包括五项:乳酸脱氢酶(LDH)、肌酸激酶(CK)及其同工酶(CK-MB、MM、BB)、天门冬氨酸氨基转氨酶(AST)、α-羟丁酸脱氢酶(α-HBDH)。心肌酶谱测定对急性心肌梗死的诊断,判断梗死发生的时间、面积,梗死的扩展及有无心肌再灌注均具有一定的价值。但由于其缺乏特异性和敏感性,近年来逐渐被心肌蛋白测定所取代,但由于酶学检查简便,不需要特殊仪器设备,在临床上仍有着非常广泛的应用。

24. 脑钠肽检测的正常值及检测意义是什么?

脑钠肽(BNP)主要由心室肌细胞分泌,正常范围通常在0—100 pg/mL。

检测意义:① 当患者检测BNP超过100时,大多提示患者存在容量负荷过重,导致心功能不全。传统的检测方法很难早期对心力衰竭患者做出诊断,而BNP用于无症状心力衰竭患者的筛选具有相当大的价值。② BNP的数值升高与心功能不全的严重程度呈正相关,BNP水平对心力衰竭患者的预后评估有价值。③ 对呼吸困难鉴别诊断的价值:鉴别"心源性哮喘"与"肺源性哮喘"。BNP诊断心力衰竭敏感而且特异,可作为呼吸困难鉴别诊断的一个指标。而对于老年患者,脑钠肽正常上限放宽至300,当超过300时提示心功能不全较重。

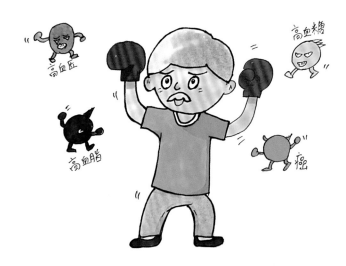

25. 止凝血检测的作用有哪些?

止凝血检测是指对血浆凝血因子进行测定。其作用如下:

(1) 凝血酶原时间(PT)测定:PT延长是肝硬化失代偿期的特征,也是诊断胆汁淤积、肝脏合成维生素K依赖因子是否减少、血循环中有抗凝物质(如口服抗凝剂)存在的重要检查。PT缩短见于先天性因子V增多症、高凝状态、血栓性疾病。

(2) 活化部分凝血活酶时间测定(APTT):① 严重肝病时,因子合成减少;维生素K缺乏时,因子不能激活,都能使APTT延长。② APTT缩短:见于高凝状态和血栓性疾病。也可用于普通肝素治疗的监测。

(3) 凝血酶时间(TT)测定:TT延长主要反映血浆纤维蛋白原含量减少或结构异常。TT缩短见于高凝状态。

(4) D-二聚体(D-D)测定:主要用以诊断继发性纤溶亢进。

26. D-二聚体检测的意义是什么?

D-二聚体是交联纤维蛋白的降解产物之一,因为继发性纤溶中纤溶酶的主要作用底物是纤维蛋白,生成D-二聚体,所以D-二聚体是继发性纤溶特有代谢产物。参考区间:阴性(<250 mg/L)。

检测意义:健康人血液中D-二聚体浓度很低,而在血栓形成与继发性纤溶时D-二聚体浓度显著增高,所以在排除血栓形成中具有重要价值。① 弥散性血管内凝血、深静脉血栓、肺栓塞、脑梗死、心肌梗死、严重肝脏疾病、慢性肾炎、急性白血病等D-二聚体浓度增高。② D-二聚体是诊断深静脉血栓和肺栓塞的主要筛查指标之一。特别对老年人,D-二聚体升高虽然不代表一定是血栓,但是要警惕有没有血栓倾向。

27. 血沉检测的意义是什么?

血沉也就是红细胞沉降率,是指在规定条件下,离体抗凝全血中的红细胞自然下沉的速度。

魏氏法血沉检测标准:男性,血沉为0—15 mm/h,女性为0—20 mm/h。血沉是一项常规筛查实验,临床上主要用于观察病情的动态变化,区别功能性与器质性病变、鉴别良性与恶性肿瘤等。

(1) 血沉加快:

① 生理性血沉加快:血沉受年龄、月经周期的影响。a. 新生儿红细胞数量较高,血沉(≤2 mm/h)较慢。b. 儿童(<12岁)红细胞数量生理性低下,血沉稍快。c. 女性由于纤维蛋白原含量增高,血沉较男性快。d. 孕3个月至产后3周妇女由于生理性贫血、胎盘剥离、产伤和纤维蛋白原增高,可致血沉加快。e. 月经期由于子宫内膜损伤及出血、纤维蛋白原增加,可致血沉加快。f. 大于50岁,由于纤维蛋白原含量逐渐增加,血沉加快。

② 病理性血沉增快:a. 组织损伤:如严重创伤和大手术、心肌梗死后3—4天血清急性时相反应蛋白迅速增多。b. 恶性肿瘤。c. 炎症疾病:急性细菌感染、风湿病活动、结核病活动期、风湿热活动期、HIV感染。d. 自身免疫病:结缔组织病,血沉与C反应蛋白、类风湿因子、抗核抗体等具有相似的灵敏度。e. 高球蛋白血症:多发性骨髓瘤、巨球蛋白血症、系统性红斑狼疮、肝硬化、慢性肾炎、免疫球蛋白增高。f. 高胆固醇血症:动脉粥样硬化、糖尿病、黏液性水肿、原发性家族性高胆固醇血症。g. 退行性疾病、巨细胞性动脉炎和风湿性多肌瘤。

(2) 血沉减慢见于真性红细胞增多症、低纤维蛋白原血症、充血性心力衰竭、红细胞形态异常等。

老年人由于一些退行性病变、高胆固醇血症、自身免疫性疾病、感染等发病率高,故需要做此项检验协助诊断和判断疗效。

28. 甲状腺功能检测包括哪些指标？正常值多少？

检查项目分甲状腺功能三项和甲状腺功能五项。

（1）甲功三项：三碘甲状原氨酸（T3）、甲状腺素（T4）、促甲状腺激素（TSH）。

（2）甲功五项：三碘甲状原氨酸（T3）、甲状腺素（T4）、游离三碘甲状原氨酸（FT3）、游离甲状腺素（FT4）、促甲状腺激素（TSH）。

甲状腺功能检测各指标正常值参考范围如表3.8所示。

表3.8 正常值参考范围

指　标	正常值
T3	0.92—2.79 nmol/L
T4	58.10—161.30 nmol/L
TSH	0.55—4.78 uIU/mL
FT3	3.50—6.50 pmol/L
FT4	11.5—22.7 pmol/L

29. 甲状腺功能检测的意义是什么？

主要反映甲状腺功能是否正常：① 当甲状腺功能亢进时，T3、T4、FT3、FT4升高，TSH降低；当甲状腺功能减退时，T3、T4、FT3、FT4降低，TSH升高。② 甲功指标可作为甲状腺疾病疗效观察及用药指导。③ T3、T4、FT3、FT4、TSH的变化并不完全一致，在排除实验室技术因素的前提下，应考虑某些药物和甲状腺结合球蛋白对T3、T4的影响。

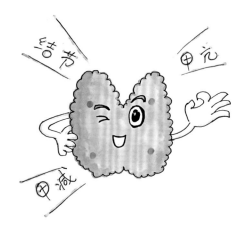

30. 老年人常查的肿瘤标志物包括哪些？

肿瘤指标有甲胎蛋白（AFP）、癌胚抗原（CEA）、前列腺特异抗原（PSA）、癌抗原50

（CA-50）、癌抗原72-4（CA72-4）、癌抗原125（CA-125）、癌抗原15-3（CA15-3）、糖链抗原19-9（CA19-9）、神经元特异性烯醇化酶（NSE）、鳞状上皮癌细胞抗原（SCC）、铁蛋白（SF），等等。

31. 肿瘤标志物检测各有什么意义？

① 甲胎蛋白（AFP）。主要相关肿瘤：肝细胞癌和生殖腺胚胎肿瘤。患者患良性肝炎、肝硬化以及怀孕时AFP有不同程度的升高。② 癌胚抗原（CEA）。广谱的肿瘤标志物。相关肿瘤：大肠癌、肺癌、胰腺癌、胃癌、乳腺癌等。③ 前列腺特异抗原（PSA）。主要相关肿瘤：前列腺癌。④ 癌抗原50（CA-50）。相关肿瘤：胰腺癌、胆（道）囊癌、肝癌、卵巢癌等。患有慢性肝病、胰腺炎、胆管病时，CA-50也升高。⑤ 癌抗原72-4（CA72-4）。增高常见于卵巢癌、大肠癌、胃癌、乳腺癌、胰腺癌等。与CA-125联合检测，可提高卵巢癌的检出率。⑥ 癌抗原125（CA-125）。主要相关肿瘤：卵巢癌。其他相关肿瘤：宫颈癌、乳腺癌、胰腺癌、肝癌等。⑦ 癌抗原15-3（CA15-3）：乳腺癌的首选标志物。患有乳腺、肝脏、肺等良性疾病时，CA15-3也可见不同程度的增高。⑧ 糖链抗原19-9（CA19-9）：胰腺癌首选肿瘤标志物。其他相关肿瘤：胃癌、结直肠癌，若结合CEA检测，对胃癌诊断符合率可达85％。⑨ 神经元特异性烯醇化酶（NSE）。主要相关肿瘤：小细胞肺癌。其他相关肿瘤：肺腺癌、大细胞肺癌。⑩ 鳞状上皮癌细胞抗原（SCC）：血清中SCC水平升高可见于宫颈鳞癌。临床上亦用于其他部位的鳞状上皮细胞癌辅助诊断、复发监测、治疗效果和评价预后。⑪ 铁蛋白（SF）。主要相关肿瘤：白血病。其他相关肿瘤：肝癌。肝细胞受损功能下降可使血清铁蛋白升高。

32. 什么是AFP？AFP的正常值和检测的意义是什么？

AFP是甲胎蛋白的英文简称，甲胎蛋白是人体内的一种糖蛋白，主要存在于胚胎时期的干细胞内，胎儿出生2周后，甲胎蛋白会从血液中迅速消失。甲胎蛋白（AFP）正常值＜25 μg/L。

检测意义：甲胎蛋白是诊断原发性肝癌的一项特异性指标。约有50％的原发性肝癌患者AFP＞300 μg/L，但也有18％的肝癌患者AFP不升高。所以，单纯的AFP升高并不意味着一定是得了肝癌。需要强调的是妊娠、活动性肝病、生殖腺胚胎源性肿瘤等患者血液中AFP也是可以持续性升高的，但是一般不超400 μg/L。如果一个人有乙肝或者丙肝等病史，同时AFP≥400 μg/L，另外超声或CT发现肝脏有肿块，并且具有肝细胞癌的典型表现，方可做出肝癌的诊断。

33. 什么是PSA？PSA的正常值和检测的意义、注意事项有哪些？

PSA是前列腺特异性抗原的英文简称。由前列腺分泌，在一定程度上，血液中PSA

的含量可以反映前列腺的健康状态。比如患前列腺炎、前列腺增生和前列腺癌时，PSA会明显升高。PSA的正常值一般小于4 ng/mL，临床上常需根据患者年龄调整正常值，60—69岁：0—4.5 ng/mL；70—79岁：0—6.5 ng/mL。血清PSA检测已成为早期诊断和筛选前列腺癌的重要辅助手段之一。PSA越高，患癌的可能性就越大。但由于影响PSA检测结果的因素较多，比如许多前列腺良性疾病以及对前列腺的检查和操作均可导致其升高，因此，PSA检查应在射精24 h后，膀胱镜检查、导尿等操作后48 h，前列腺直肠指诊后一周，前列腺穿刺术后一个月进行。PSA明显升高者，必须做进一步的检查即前列腺穿刺病理学检查，这才是确诊前列腺癌的唯一方法。

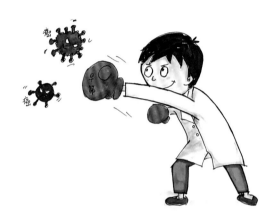

34. C-反应蛋白(CRP)的正常值和检测的意义是什么？

CRP正常值：0—10.00 mg/L。检测意义：① CRP是炎性细胞因子释放时，肝脏合成的急性期蛋白。在可能伴有细菌性感染的急慢性炎症、自身免疫性疾病和组织损伤后，CRP有明显升高。② 用于儿科感染的鉴别诊断：病毒感染时CRP一般不升高，细菌感染时CRP明显升高。同样，CRP的测定有助于鉴别细菌性与非细菌性脑膜炎。③ CRP对风湿热的诊断及疗效观察有重要参考价值，急性期及活动期CRP升高，经治疗好转无活动时恢复正常。

35. 同型半胱氨酸是什么？老年人为什么要查？有什么指导意义？

同型半胱氨酸是一种含硫的非必需氨基酸，在人体血浆中的正常含量为5—15 μmol/L。高浓度的同型半胱氨酸可能会损害血管壁，导致血管内膜增厚出现斑块，促进血管平滑肌收缩，加快动脉硬化斑块进程，是近年来公认的新的心脑血管疾病危险因素，被认为是造成老年动脉粥样硬化和心脑血管疾病的独立危险因素，老年高血压患者如果同时合并有高同型半胱氨酸，脑卒中发病的风险会明显高于那些同型半胱氨酸正常的高血压患者。老年人不良生活方式、不良饮食习惯等都会导致同型半胱氨酸升高,而服用叶酸可以降低这一指标。富含叶酸的食品有新鲜蔬菜、水果、肉蛋、豆类、坚果类等。必要时,也可以考虑在医生指导下服用叶酸和B族维生素予以治疗。

36. 甲状旁腺素的正常值是多少? 甲状旁腺素检测有何意义?

甲状旁腺素参考值(免疫化学发光法)为1—10 pmol/L。甲状旁腺素(PTH)的主要生理作用是拮抗降钙素、动员骨钙释放、加快磷酸盐的排泄和维生素 D 的活化等。① 甲状旁腺素(PTH)增高是诊断甲状旁腺功能亢进症的主要依据。若甲状旁腺素(PTH)增高,同时伴有高血钙和低血磷,则为原发性甲状旁腺功能亢进症,多见于维生素 D 缺乏、肾衰竭、吸收不良综合征等。甲状旁腺素(PTH)增高也可见于肺癌、肾癌所致的异源性甲状旁腺功能亢进等。② 甲状旁腺素(PTH)减低主要见于甲状腺或甲状旁腺手术后、特发性甲状旁腺功能减退症等。

37. 降钙素的正常值是多少? 检测降钙素有何意义?

降钙素参考值为小于100 ng/L。降钙素(CT)的主要作用是降低血钙和血磷,其主要靶器官是骨髓,对肾脏也有一定的作用。降钙素(CT)的分泌受血钙浓度的调节,当血钙浓度增高时,降钙素(CT)的分泌也增高。降钙素(CT)与甲状旁腺素(PTH)对血钙的调节作用相反,共同维持着血钙浓度的相对稳定。① 降钙素(CT)增高是诊断甲状腺髓样癌的很好的标志之一,对判断手术疗效及术后复发有重要价值。另外,降钙素(CT)增高也可见于燕麦细胞型肺癌、结肠癌、乳腺癌、胰腺癌、前列腺癌、严重骨病和肾脏疾病等。② 降钙素(CT)减低主要见于甲状腺切除术后、重度甲状腺功能亢进症等。

38. 血、尿淀粉酶的正常值和检测的意义是什么?

血液淀粉酶(AMY)正常值为35—135 U/L;24 h 尿液淀粉酶(AMY)正常值小于1000 U/L。淀粉酶增高常见于胰腺炎,急性胰腺炎是淀粉酶增高最常见的原因,血清淀粉酶一般于发病12 h 开始增高,12—72 h 达到峰值,3—5天恢复正常。血淀粉酶增高越明显,说明损伤越严重;慢性胰腺炎急性发作、胰腺囊肿、胰腺管阻塞淀粉酶也可增高;胰腺癌早期淀粉酶也可增高;其他如消化性溃疡穿孔、机械性肠梗阻、胆管梗阻、急性胆囊炎、乙醇中毒、肾衰竭等淀粉酶也会有所增高。淀粉酶减低多见于胰腺分泌功能障碍、胰腺癌时肿瘤压迫时间过久,腺体组织纤维化,导致分泌功能降低,淀粉酶也会减低;其他如肾衰竭晚期,尿液淀粉酶可降低。

第4章

老年人常规检查

1. 什么是彩超？人体哪些部位适合做彩超检查？

彩超是彩色多普勒超声诊断仪的简称，是通过超声波扫描的诊断检查技术。在行普通B超检查时所显现出来的图像是黑白的，彩超是在黑白的基础上增加色彩技术，使其显现出有颜色的图像。彩超除可以显示人体组织、器官或者病灶的二维解剖结构信息以外，还可以显示器官组织的血流情况。目前医院所使用的超声诊断仪均为彩超。彩超对组织器官、病灶的分辨率要比黑白B超高得多，图像也更加清晰，功能也更多，能为疾病诊断提供更多信息，诊断结果也相对更加准确。

人体很多部位适合彩超检查，比如甲状腺、乳腺、心脏、腹腔、肝、胆、胰、脾、肾脏、盆腔、子宫附件、阴囊等。

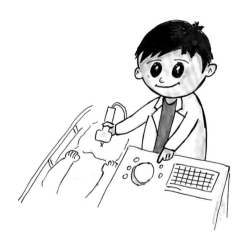

2. 老年人彩超检查需要注意什么？

行腹部彩超如肝、胆、胰、脾彩超检查前需空腹8 h以上，对腹腔胀气或便秘的患者需口服缓泻剂，待胀气缓解或排便后再行检查。因为饮水、进食以后胃肠道内有积气、积液，并且还会引起胆囊的迅速排空，胆汁无法充盈，对肝脏、胆囊、胰腺、脾脏、肾脏等彩超诊断都会有影响;行盆腔彩超如膀胱、前列腺、子宫及附件等检查时无须禁食,但需要憋尿,适度充盈的膀胱有利于更清楚地探查;行甲状腺、乳腺、心脏彩超等检查时无须禁食;行彩超引导下介入检查时必要时做好血常规、止凝血的检查,防止出血。因此,老年人尤其高龄、身体虚弱者,行彩超检查时必须有家人陪伴,防止因为空腹或憋尿、突然排空膀胱后引发低血糖、低血压、高血压、跌倒等危险,长期口服抗凝药物的老年人需特别注意,行彩超介入检查前如实向医生汇报病史、服药史,听从医师建议做好相应准备。

3. 颈动脉彩超检查的意义有哪些?

颈动脉彩超检查对老年人意义重大,颈动脉彩超能清晰显示血管内中膜是否增厚,有无斑块形成以及斑块形成的部位、大小,是否有血管狭窄及狭窄程度,有无闭塞等详细情况,并能进行准确的测量及定位,还能对检测动脉的血流动力学结果进行分析。

颈动脉彩超在高血压、冠心病、脑梗死等多种疾病中具有较高的应用价值。① 颈动脉狭窄程度分级与高血压分级密切相关,可根据颈动脉彩超狭窄程度评估高血压程度及预后。② 在冠心病高危人群筛查中有较好的应用价值,能够协助诊断冠心病及多支病变。③ 能够快速及时地检测到颈动脉粥样斑块情况,有利于提高升老年脑梗死患者的诊断效果。

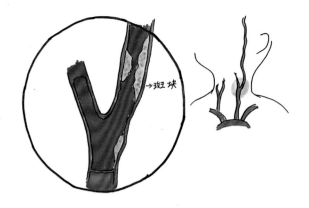

4. 甲状腺彩超和甲状腺功能检查的区别有哪些?

甲状腺彩超能够清楚地显示出甲状腺的大小和形态。另外,通过甲状腺彩超也可以了解甲状腺结节的大小,甚至了解它的回声强弱以及形态,帮助分析甲状腺结节的恶性风险。

甲状腺功能检查主要是抽血检查,做甲状腺功能测定可以判断甲状腺功能状态、鉴别甲亢与甲减的形成原因及治疗效果,判断甲状腺结节的功能状态,也有利于诊断妊娠期亚临床甲亢或者甲减。如果把甲状腺比喻成一个苹果,彩超显示的是苹果大小、有没有凸起,而抽血则显示了苹果甜不甜。

5. 什么是肝脂纤维化检查?

肝脂纤维化检测是指利用瞬时弹性成像技术,以kPa为单位显示每次检测的肝脏硬度值,以便于评估肝脏纤维化程度。瞬时弹性成像技术被认为是测量肝脏硬度的首选无创方法,其诊断病毒性肝炎肝纤维化的准确性较高。

在疾病的早期阶段,肝纤维化改变较轻,做肝脏彩超时声像图表现缺乏特征性,与其他原因引起的慢性肝脏改变声像图变化相似,导致彩超诊断早期的肝纤维化准确率不高。患者要想发现肝脏早期的纤维化,一般可以做肝脂纤维化检测来判断肝脏的弹性、肝纤维化的程度。

6. 抽血查肝功能与肝脏彩超、肝脂纤维化检查重复吗?

抽血查肝功能与肝脏彩超、肝脂纤维化检测不重复。因为:① 抽血查肝功能主要反映肝脏分泌和排泄功能、合成储备功能以及肝细胞损伤。肝脏彩超可以了解肝脏的轮廓、形态以及大小、有无占位等信息。肝脂纤维化检测可以反映肝脏的弹性、纤维化程度。② 由于肝脏代偿能力很强,加上目前尚无特异性强、敏感度高、包括范围广的肝功能检测方法,因而即使肝功能正常也不能排除肝脏病变。特别是在肝脏损害早期,许多患者肝功能试验结果正常。因此,为了获得比较客观的肝脏结论,应当选择多种肝脏检查组合,同时结合症状全面评估,避免片面性及主观性。

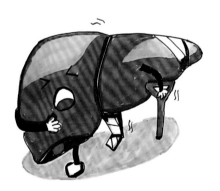

7. 什么是X线检查? 人体哪些部位适合做X线检查?

X线检查是基于X线的穿透性、荧光效应和摄影作用,当其透过人体不同组织结构时,因为被吸收的程度不同,所以到达荧屏或胶片上的X线量有差异,就能获得具有黑白对比、层次差异的X线图像。在人体结构中,骨骼、钙化灶的密度最高,X线吸收多,X线照片上呈白影;而肺部含气体密度低,X线吸收少,照片上呈黑影。X线检查包括普通透视及摄片检查、造影检查和特殊检查。

X线检查不仅用于人体四肢、躯干、胸、腹部进行透视、摄片检查。还可以对消化道进行造影透视摄片检查,例如对上消化道溃疡、慢性炎症、消化道穿孔、是否存在肠梗阻等情况进行辅助诊断。

8. 老年人X线检查需要注意什么?

X线检查前应当取下检查部位所有的金属物品、发卡、装饰物、膏药、敷料等,例如拍摄胸部正位片时应当取下遮挡胸部的所有金属物质,如项链、带钢圈内衣,不穿带有金属的上衣等;消化道造影检查前3天,不宜服用X线显影的药物,如含铁、碘、钡、钙等制剂,以及不容易消化的食物。检查前1天禁服药物,早、中、晚餐吃馒头、素汤面等无渣食物,不吃蔬菜。晚餐务必在6点以前完毕;检查当天早晨禁食、禁水、禁服药物;钡剂灌肠检查前一晚及检查当天清晨应服用缓泻剂,排空大便,检查当天早晨禁食、禁饮水;肾盂造影检查前,对于老年长期卧床、习惯性便秘者,可提前2—3天每晚服用缓泻剂,有利于排出肠道内残渣;检查前12 h禁食、禁饮水,同时需排尿使膀胱空虚。另外,因造影剂含碘,肾盂造影检查前需要做碘过敏试验。老年人还需注意空腹检查时,要防止发生低血糖、低血压、跌倒等危险,必须有人陪伴。

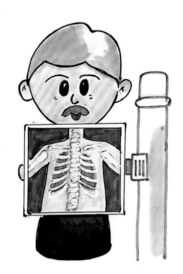

9. 什么是CT检查? 人体哪些部位疾病适合做CT检查?

计算机体层成像检查又称CT(Computed Tomography)检查。计算机体层成像检查是利用X射线对人体内不同密度与厚度的组织或器官进行断层扫描,由探测器采集的模拟信号再变成数字信号,经电子计算机计算,再重建图像,从而显示出人体各部位的断层结构的一种检查。

人体适合CT检查的部位(疾病)比较广泛,比如:颅脑、眼部、内耳、鼻窦、鼻腔等头部疾病;心脏、肺、纵隔、胸膜、主动脉等胸部疾病;腹盆腔的疾病,如肝脏、胆道、胰腺、脾脏、肾脏、肾上腺、膀胱、子宫、子宫附件等部位疾病及腹膜后病变,胃肠道仿真内窥镜成像技术还可用于肠腔的病变诊断;骨骼系统主要是脊柱的退行性病变,如椎管狭窄、椎间盘病变,以及脊柱外伤、脊椎肿瘤的诊断。

10. 老年人做CT检查需要注意什么?

CT扫描检查对于大多数人来说是一种安全、无创的检查技术,但对于老人来说也存在一定的风险。因CT扫描过程中老人要制动,胸腹部CT检查扫描时避免因呼吸运动影响检查结果,需要老人屏气配合,如老人听力下降,无法很好配合检查人员指令,身边需要有人陪伴;胆道系统CT检查需空腹,至少禁食禁水4 h;胃肠道CT扫描检查前需要老人禁食,但要适量饮水,使胃肠道中有水作为对比剂,扫描显像更清晰;盆腔泌尿生殖系统CT扫描时需要老人空腹和憋尿,保持膀胱充盈。老人空腹检查时,需注意防止发生低血糖、低血压、跌倒等危险,必须有人陪伴。另外,增强CT检查需要静脉注射碘造影剂,需要注意老人有无碘过敏史,检查结束24 h内嘱咐老人适当多饮水,促进造影剂的排出。

11. 老年人想了解肺部是否患病一般选择何种检查?

老年人肺部因为有其独特的组织结构,所以肺部问题一般选择影像学检查,如X片、CT、磁共振显像(MRI)。肺部CT检查对人体没有创伤、病变检出率高、费用适中,是目前想了解肺部是否患病最先选择的检查项目。

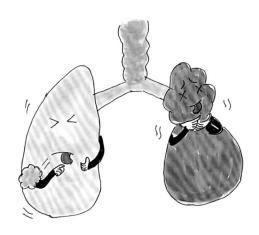

12. 老年人肺部CT检查前需要做哪些准备?

老年人肺部CT检查前需要做以下准备:① 应去除被检查部位的金属饰品或可能

影响X线穿透力的物品,并且在扫描过程中保持体位不动。② 不合作的受检者(如躁动不安或意识障碍者),在CT扫描前需给予镇静药物。③ 根据扫描部位做好检查前准备。胸腹部检查前进行屏气训练,保证扫描时胸腹部处于静止状态;胃肠道CT准备,检查前一天晚上11时开始禁食,检查前5 min需饮水约200 mL;颈部和喉部检查时受检者不能做吞咽动作;眼部检查时患者需闭上眼睛,保持眼球不动。

13. 老年人肺部CT提示有肺结节怎么办?

肺结节即影像学显示直径≤3 cm的局灶性、类圆形、密度增高的实性或亚实性肺部阴影。可以肯定地说,肺结节不是正常的肺组织,但也不一定是肺肿瘤,特别是小结节,肺结节不等于肺癌。如外伤所致的肺挫伤、肺部炎症也可表现为毛玻璃样结节,肺内淋巴结增生或钙化也可表现为实性结节,等等。

一旦发现肺结节,一定要到综合性大医院(一般为三级甲等医院)作进一步检查,胸外科、呼吸与危重医学科都具有肺结节方面的专业知识和诊治经验。

提示肺结节者可以定期随访,定期随访、动态观察,这是肺结节初发患者最重要的处理方式。

14. 什么是磁共振? 磁共振常用于哪些疾病的检查诊断?

磁共振成像是利用强外磁场内人体中的氢原子核即氢质子在特定射频脉冲作用下产生的磁共振现象所进行的一种医学成像技术。对于老年人来说,怀疑有以下疾病时可以选用磁共振进行检查:

(1)神经系统病变。包括常见的脑梗死、炎症、外伤以及较为不常见的脑肿瘤、畸形等。

(2)心血管系统。可以检测心脏病、心肌病、心包积液、心包肿瘤以及附壁血栓、内膜片的剥离,并对这些病症进行诊断。

(3)胸部病变。可以帮助医生了解患者肺部的团块,以及其与气管、血管的关系,适用的相关病症包括纵隔内的肿物、淋巴结、胸膜病变,等等。

(4)腹部器官。适用于肝癌、肝血管瘤、肝囊肿等腹部器官病症的诊断,尤其是在腹膜后的病变上。

(5)盆腔脏器。盆腔脏器方面的适应证包括子宫肿瘤等。

(6)骨与关节。主要包括对骨内感染、肿瘤、外伤的诊断,尤其是一些比较细小、微量化的骨与关节病变方面,磁共振检查的作用更大。对关节内软骨、韧带、半月板、滑膜、滑液囊等病症具有极高的诊断价值。

(7)全身软组织病变。无论是来源于哪个部位的病变,例如来源于神经、血管、淋巴管、肌肉、结缔组织的肿瘤、感染、病性病变等,都可以通过磁共振检查对病症进行准确的病况定位及诊断定性。

15. 磁共振与CT有什么区别?

磁共振与CT是两种不同的影像学检查方法,它们之间的区别如下:① 磁共振与CT工作原理不同:CT是利用精确准直的X线束、γ射线等对人体的某一部位扫描后转变成数字化图像。磁共振是将人体放置于强磁场内通过脉冲激发人体水分子中的氢原子,产生磁共振现象从而获得电磁信号,经过计算机处理获得的图像。② 磁共振与CT适应证不同:磁共振成像几乎适合任何人群,是诊断神经系统、腹部器官、乳腺、关节、软组织等疾病的首选,其在肌肉骨骼系统中的应用最为显著。磁共振在成像参数及软组织分辨率上都明显高于CT,同时,它能清楚地分辨出血管、神经、韧带、肌腱等的细微变化。

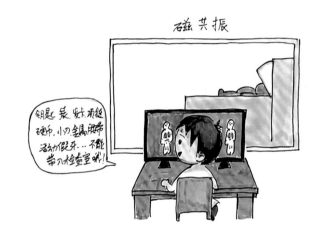

16. 磁共振与CT各有什么优缺点?

磁共振与CT各有所长,也各有缺陷,具体如下:① CT对骨关节及中枢神经系统等疾病的诊断更可靠;检查时间较短;费用低;即使患者体内有磁性金属,也能对其进行CT检查。但CT有一定辐射;对软组织的密度分辨率较低;诊断信息没有磁共振多;存在骨性伪影,在某些病变的诊断上效果不如磁共振。② 磁共振检查安全,不产生放射线损害;在软组织密度分辨率上明显高于CT,甚至能发现直径小于2 cm的胰癌;可直接做出横断面、矢状面、冠状面及任意切层面的体层图像;成像参数与方法较多,获得的诊断信息更为丰富。但磁共振在肺部、上腹部检测效果并不优于CT;空间分辨率低于CT,扫描时间较长;装有起搏器的心脏病患者及体内有磁性金属的患者并不适用;费用较昂贵。

17. 安装假牙、支架、钢钉的老年人可以做磁共振检查吗? 做磁共振检查之前,老年人要做哪些准备?

不是所有佩戴假牙的患者都不可以做磁共振检查,只有佩戴了活动的金属假牙的患者,需要在检查前把金属假牙拿下来才可进行磁共振检查。而其他材料的假牙,不会对磁共振检查有影响和伤害,可以正常做磁共振检查。就目前而言,安装固定假牙、心脏支架、非检查部位的钢钉都是不影响检查的。

其他不能进行磁共振检查的情形列举如下:① 安装心脏起搏器、除颤器、植入体内的药物灌注装置及任何电子装置、助听器、人工耳蜗等患者。② 幽闭恐惧症、需要进行生命支持或抢救的重症患者。③ 动脉瘤术后患者。

进行磁共振检查前的准备比较简单,具体有以下几点:① 在患者进行磁共振检查前3天,不可服用含金属离子的药物。② 检查前去除随身携带的任何金属物品,如钥匙、手表、发卡、项链、硬币、小刀、带金属制品的腰带、活动假牙等物品,不可带入扫描室。③ 做肝、胆、胰、脾、肾等上腹部检查时,需要禁食水4 h。④ 小肠检查前当日晨禁食水,前一天晚需要清洁灌肠。

18. 老年人应该像了解自己的血压一样了解自己的肺功能吗?

肺是我们呼吸系统的主要器官,通过肺功能检查可以了解人的肺活量与正常值是否吻合。

肺功能检查对于早期检出肺、气道病变,鉴别呼吸困难的原因,诊断病变部位,评估疾病的病情严重程度及其预后,评定药物或其他治疗方法疗效,都具有重要意义;评估患者对手术的耐受力或劳动强度耐受力及对危重患者的监护等,肺功能检查均必不可少。

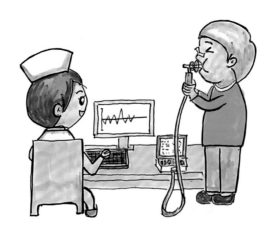

19. 老年人经常咳嗽、咳痰、憋闷是否需要检查肺功能?

咳嗽、咳痰是否需要做肺功能检查,需看具体情况。如果是轻微咳嗽症状,则无须进行肺功能检查,轻度咳嗽可清除呼吸道中的异常分泌物和异物。如果咳嗽时间较长并伴有胸闷症状,则需要进行肺功能检查,以便检查肺部和气道疾病,然后根据检查结果开展治疗。

20. 肺功能检查能告诉我们哪些信息？

肺功能检查是呼吸系统疾病必要检查之一，其检查指标包括肺容积功能指标和肺通气功能指标。

肺功能检查通常是检测呼吸道通畅程度、肺容量大小。通过肺功能检查我们可以详细了解个体肺容积量、通气功能、小气道功能、肺弥散功能、肺顺应性、气道阻力大小，等等。

21. 老年人肺功能检查提示有慢性阻塞性肺疾病是怎么回事？

慢性阻塞性肺疾病（COPD）是一种常见的以持续性气流受限为特征的疾病。肺功能检查是慢性阻塞性肺疾病诊断金标准，可以检测出早期小气道病变，对确定气流受限有重要意义，是判断持续气流受限的主要客观指标。

肺功能检查时，在吸入支气管扩张剂后，第一秒用力呼气容积（FEV_1）占用力肺活量（FVC）之比值<70%可确定为持续气流受限。肺总量（TLC）、功能残气量（FRC）和残气量（RV）增高，肺活量（VC）减低，表明肺过度充气，即可诊断为慢性阻塞性肺疾病。

时间肺活量即用力肺活量（FVC）是指深吸气至肺总量位，然后用力快速呼气直至残气位，所测得的肺活量称为用力肺活量，同时测定1 s、2 s、3 s 时间内呼出的气量，并分别称为第一秒用力呼气量即一秒量（FEV_1）、第二秒用力呼气量（FEV_2）、第三秒用力呼气量（FEV_3）。FEV_1/FVC 称为一秒率。若一秒率<70%，提示存在阻塞性通气功能障碍，在排除支气管哮喘、支气管扩张的前提下，即有可能患有慢性阻塞性肺疾病。

22. 什么是24 h 动态心电图检查？

心电图主要反映心脏的发电情况、电脉冲的发放次数（正常情况下是60—100次/min）、电的传导情况，在诊断心律失常方面最准确；同时，也可通过心电波形的变化推测心腔的大小、有无缺血坏死、有无电解质紊乱等。但当老年人心脏病正在发作时，心电图可以记录到不正常，但有时持续时间短，很难及时、准确地抓住犯病时的心电图，等记录时很可能心脏已经恢复正常了，心电图就会呈现假阴性，也就是说描记出正常心电图。动态心电图，又称Holter监测，可连续记录24—72 h 的心电信号，患者佩戴一个记录心电图的盒子，昼夜描记心电图，只要心脏病有发作，动态心电图就会记录下来，可以提高对非持续性心律失常及短暂心肌缺血发作的检出率。最新的设备如植入式循环记录器可以记录更长时间（最长3年）的心电活动，对晕厥风险的评估有重要的参考价值。

对于心电图正常，但自觉有胸痛、胸闷、心悸等不适症状的老年人，医生会建议做动态心电图检查。

43

23. 24 h 动态心电图检查的注意事项有哪些?

老年人行动态心电图检查,注意事项主要有以下几个方面:① 佩戴记录盒前了解检查的目的以及明确该项检查为无创检查,避免紧张、焦虑的情绪,对于危重患者以及活动不便的患者可以在床旁佩戴。② 佩戴记录盒时需要远离磁场,如远离手机、电视机以及收音机等电器,因为容易干扰电波的传导影响检查结果,同时注意避免剧烈运动,可进行简单的日常活动,比如上楼、吃饭、活动,其间有任何不适都要详细记录。③ 24 h 动态心电图检查需要通过电极片接触心前区皮肤而记录心脏心电活动,佩戴记录盒前需要注意心胸前皮肤有无破损及感染的情况。

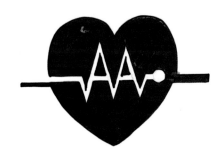

44

24. 什么是心脏超声检查?

常规的超声心动图包括 M 形曲线、二维超声、彩色多普勒、组织多普勒、超声造影等。将超声探头置于胸壁上,顺序扫描心脏结构,可观察不同切面上的解剖轮廓、结构形态、空间方位、连续关系、房室大小及室壁和瓣膜的运动,其主要用途如下:① 判断心脏的位置,以及心脏与内脏的位置关系;② 检查心脏结构是否异常;③ 判断心血管内异常血流部位和起源等;④ 检出心包疾病;⑤ 评价心脏功能。心脏超声检查,不需要开胸就能了解到心脏的大小、内部结构、心脏的搏动以及血液的流动等。这项检查可以随时监测,但需注意,部分严重肺气肿、胸廓畸形等患者的图像质量可能会受到影响,另外,它无法诊断心脏电活动的改变,如心律失常等。

25. 什么是冠状动脉 CT?

以往的心脏 CT 主要用于观察心脏的结构、心肌、心包和大血管改变,而近几年,冠状动脉 CT 造影(CTA)逐渐成为诊断冠状动脉粥样硬化的无创成像方法。冠状动脉 CT 是通过静脉注射适当的造影剂,利用多排螺旋 CT,对冠状动脉进行二维或三维重建,用于判断冠脉管腔狭窄程度和管壁钙化情况,若未见狭窄病变,一般可不进行有创检查。但如果存在冠状动脉钙化的情况,会显著影响对血管狭窄程度的判断,因此仅能作为参考,由于CT造影所用的造影剂剂量较大,因此,老年人在行此项检查前应对肾功能进行测定。

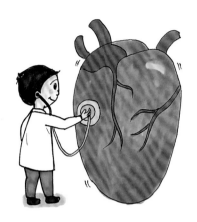

26. 冠状动脉CT和冠状动脉造影有什么区别?

两者的区别主要在于:① 冠状动脉CT是在CT室做的一项检查,冠状动脉造影是在导管室进行的一项检查。② 冠状动脉CT属于无创检查,患者在CT室进行冠状动脉的断面扫描,在扫描期间通过静脉加压注射造影剂,通过计算机的三维重建显示患者的冠状动脉走行、结构以及有无动脉粥样硬化。③ 冠状动脉造影为微创检查,需要在人体桡动脉或股动脉穿刺,通过穿刺血管将造影导管送到冠状动脉的开口,在X线透视的同时加压注射造影剂就可以清楚显示冠状动脉的走行、结构以及有无动脉粥样硬化的病变。所以,与冠状动脉CT检查相比,冠状动脉造影对冠状动脉的检查更加直接和可靠,它可以清楚地显示冠状动脉有无狭窄、狭窄的部位、狭窄的程度、狭窄的范围以及病变血管的血流情况。目前冠状动脉造影也作为诊断患者是否存在冠心病的金标准。

27. 什么是幽门螺杆菌?

幽门螺杆菌(HP)是一种螺旋样革兰阴性微需氧杆菌,是慢性活动性胃炎最常见的病因,是胃、十二指肠溃疡的主要致病菌,并与HP胃癌及胃黏膜相关淋巴组织淋巴瘤的发生关系密切,胃癌高发区人群HP感染率高,世界卫生组织已将其列为人类 I 类(即肯定的)致癌原。2005年,其发现者沃伦和马歇尔教授获得诺贝尔生理学或医学奖。

28. 如何检测幽门螺杆菌?

幽门螺杆菌(HP)检测的方法有以下几种:① 碳13和碳14呼气试验。应首选该方法,因其具有无创、无痛、检测准确性和特异性高、操作方便、不受HP在胃内斑片状分布影响等优点,但易受药物、胃部手术、胃内残留食物、胃出血等影响。② 内镜检查。可在内镜下行快速尿素酶试验和胃黏膜活体组织检查,检测的同时还可以观察有无胃部黏膜病变,如胃炎、胃溃疡等。③ 粪便、血液及唾液检测。目前国内这种检测已经广泛开展,但对于HP根治后的患者,由于血清抗体长期存在,无法确认现症感染,不可用于随访。

29. 幽门螺杆菌感染有何危害?

幽门螺杆菌(HP)感染者多数并无症状和并发症,少数会出现上腹部不适、反酸、嗳气等症状,但几乎所有感染者都有慢性活动性胃炎,即HP胃炎。感染者中15%—20%发生消化性溃疡,5%—10%发生HP相关消化不良,约1%发生胃恶性肿瘤(胃癌、MALT淋巴瘤)。

30. 幽门螺杆菌是如何感染和传播的?

幽门螺杆菌(HP)常经口进入胃内,部分被胃酸杀灭,部分"定居"于胃黏液层与胃窦黏膜上皮细胞表面,机体难以自行清除。大部分人儿童时期均已感染,成年后才发病,我国的总感染率为56.22%,我国儿童的感染率为41%,中老年人的感染率为41.8%。

幽门螺杆菌(HP)常见的传播途径有四种:① 口—口传播。这是最主要的传播途径,家庭内传播是其感染的主要方式之一,感染者的口腔中也可能存在HP,如共用食物器皿、接吻、食用受污染的肉类等食物、饮用受污染的水和不良的生活习惯等,特别是口对口喂食婴幼儿,极容易造成传染。② 通用器具传播。共用餐具、洗漱用具或牙科设备等。③ 粪—口传播。粪便中存在HP,若水源或食物被污染,食用后可能被传染。

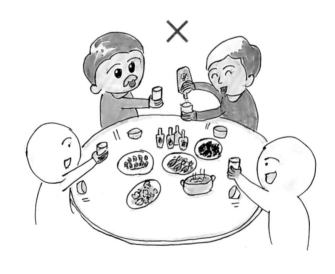

31. 哪些人需要做幽门螺杆菌检查？幽门螺杆菌检测碳13和碳14呼气试验有何区别？

幽门螺杆菌（HP）检查可用于常规检查体检或曾经感染HP并行药物治疗后的复查。对检查中的任何成分如尿素、柠檬酸过敏者禁止此项检查。

碳13和碳14呼气试验均可以检测HP，两种检测方法的准确性无显著区别，其中，碳13是碳的稳定核素，无放射性，检测时，需要在服药前和服药后30 min两个时间点分别采集同一被检测者的呼出气体进行检测。碳14是碳的不稳定核素，具有一定的放射性，检测时需要持续吹气3—5 min，但对环境、被检测者和操作者几乎无辐射影响，安全性好，操作人员无须采用任何形式的防护措施。

32. 碳13和碳14检查前的注意事项有哪些？

碳13和碳14呼气试验检查前需要注意：① 受检者空腹（至少禁食6 h），检测过程中不宜剧烈活动。② 受检者在吹气前应充分了解吹气流程和注意事项，以免造成药品误用或未能采集到合格的样本。③ 检测前停用广谱抗生素至少4周、停用胃抑酸药及胃动力药至少2周、停用有抑菌作用的中药4周，以免影响检测结果。④ 感染者行药物治疗后，停药1个月以上才可重复检测。⑤ 上消化道出血可抑制HP，有可能造成假阳性结果，但消化道出血大于1周，不影响诊断。胃部分切除手术可能会造成同位素从胃中快速排空，对检测结果有影响，需告知医师。

33. 如何预防幽门螺杆菌感染？家庭中有幽门螺杆菌阳性者，其他成员一定会被感染吗？

预防幽门螺杆菌（HP）感染需要做到以下几点：① 注意用餐卫生。餐具定期消毒，符合卫生要求；推荐分餐制，避免食用同一盘食物，进餐时用公筷、公勺等；避免口对口喂食婴幼儿。② 个人生活用品要分开使用，不要共用牙具、水杯等。③ 仅食用及饮用卫生、安全的食物和水。④ 避免与HP感染者和可疑器具密切接触。⑤ 对牙科器械等医用设备进行彻底消毒灭菌。⑥ 锻炼身体，提高自身免疫力。

感染HP后不经治疗很少痊愈，被感染的家庭成员始终是潜在的感染源，有持续传播的可能性，和感染者共同生活的家庭成员被感染的风险会增加，但并非所有的家庭成员一定会感染，是否感染与接触的亲密程度和遗传背景相关。因此，需对家庭成员进行宣教，提倡良好的卫生和饮食习惯，防止重复和交叉感染。

34. 被幽门螺杆菌感染的老年人长期服用阿司匹林或非甾体类抗炎药会增加其发生消化性溃疡的风险吗？

老年人因心血管疾病或慢性疼痛长期服用阿司匹林或非甾体类抗炎药（NSAID）如

布洛芬、吲哚美辛塞来昔布等,但研究表明,服用NSAID和低剂量阿司匹林均可增加幽门螺杆菌(HP)阳性感染者消化性溃疡发生的风险,因此,建议老年患者在服用NSAID和低剂量阿司匹林前根除HP。

35. 老年人需要做胃肠镜筛查吗?

胃肠镜检查可以直接观察消化道黏膜的变化,是诊断消化系统疾病最重要的手段之一。

它借助一根纤细的软管伸入胃肠道,医生可以通过显示屏直接观察胃肠道病变,也可以对病变部位进行病理活检及细胞学检查,从而进一步确诊,是消化道病变的首选诊断方法。

根据我国国情和胃癌的流行病学资料,并参照《中国早期胃癌筛查及内镜诊治共识意见》(2014年,长沙),确定我国胃癌筛查目标人群的年龄≥40岁,老年人若符合下列中的任何一条,在医师评估身体状况允许的条件下,建议行胃镜检查:① 胃癌高发地区人群。② 幽门螺杆菌感染者。③ 既往有慢性萎缩性胃炎、胃溃疡、胃息肉、手术后残胃、肥厚性胃炎、恶性贫血等胃部癌前疾病者。④ 胃癌患者的一级亲属。存在高盐饮食、喜食腌制食品、吸烟及重度饮酒等胃癌其他风险因素者。

肠镜检查是结直肠癌早期筛查和早期诊断的金标准,通过肠镜可以观察到肠壁黏膜的结构改变,还可以直接镜下钳取组织进行病理检查确诊。根据我国国情和结直肠癌的流行病学情况,建议直肠癌筛查目标人群的年龄为50—75岁,若符合下列中的任何一条,在医师评估身体状况允许的条件下,建议行肠镜检查:① 粪便潜血试验阳性。② 以往患有结直肠腺瘤性息肉、克罗恩病等癌前疾病者。

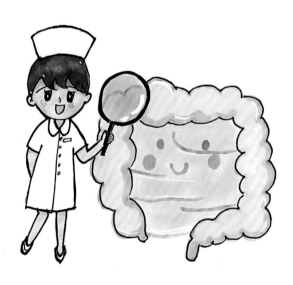

36. 老年人可以行无痛胃肠镜检查吗?

无痛胃肠镜检查是指通过应用镇静药和(或)镇痛药,使受检者检查过程中处于浅睡眠的麻醉状态,舒适无痛苦地完成整个检查,可以缓解受检者检查时心理压力,缩短检查时间,同时对息肉等早期增生性病变可以同步进行治疗。

75岁以上老年人一般不建议进行无痛肠镜检查,因为高龄会增加检查中的风险,老年人行无痛胃肠镜检查前需要经过麻醉医生的全面评估,确定无麻醉相关禁忌才可进行无痛胃肠镜检查。

37. 老年人行无痛胃肠镜检查前后需要注意什么?

无痛胃肠镜检查前若肠道准备不充分容易造成漏检,检查中如果配合不好会延长检查的时间,检查后由于完全清洁肠道、禁水时间长及麻醉等因素,部分受检者会出现出冷汗、胸闷、腹胀等不适。结合老年人的生理特点,应做到以下几点:

(1)检查前。① 无痛检查前清肠液选择:预约胃肠镜检查前,告知医生自身身体状况及正在服用的药物,便于医生制定合适的检查方案,临床肠镜检查常规口服磷酸钠盐或聚乙二醇清肠,患有肾功能不全、电解质紊乱及不稳定型心绞痛者,禁用磷酸钠盐。② 做好饮食准备:检查前1天应低纤维、低渣饮食,无痛胃肠镜检查前禁食至少8 h,禁饮至少2 h。③ 用药准备:老年人行胃肠镜检查前注意控制血糖和血压,检查当日停用降糖药物,监测血糖,随身携带可快速补充糖分的食物,服用抗血栓药物行胃肠镜前需停药7—10天;服用清肠液过程中,避免长时间处于卧位与坐位,要多饮水、多运动。

(2)检查中。取出活动义齿,解开领口和裤带,取左侧卧位,双腿屈曲,头部略向前倾,轻轻咬住牙垫。

(3)检查后。通常胃肠镜检查结束后2 h,可以先少量饮水,无呛咳后方可进食,宜进食半流质或软食,避免进食生硬、粗糙、辛辣等刺激性食物;如取活检组织较多或行息肉切除术,遵医嘱进食,检查结束后应卧床休息,一周内避免剧烈运动;行无痛胃肠镜检查后需由家属陪同离开,不宜自行驾车。

38. 老年人检查出有胃肠道息肉该怎么办?

老年人查出胃肠道息肉不用惊慌,但也要重视,要做到以下几点:① 检查后按医生交代的时间开始喝水、进食。② 行息肉切除术后,饮食应该以温凉、稀软、易消化为主,避免进食粗纤维、辛辣、刺激性食物。③ 检查前停用抗凝药物的老年人,如行息肉切除,须在医生的指导下再次服药,避免过早服药造成消化道出血。④ 应根据息肉的大小、数目、病理类型在医生的指导下开展药物治疗、门诊复查或再次行胃肠镜复查。

49

39. 老年人需要做骨密度检查吗？检查中有哪些注意事项？

骨密度检查是一种确定骨骼健康状况的最佳的检查方法。可以鉴别骨质疏松症，预防骨折的发生，检测骨质疏松症的治疗效果。老年人随着年龄的增长，骨量丢失合并骨转换的减慢，骨质疏松的发病率日益增加，发生脆性骨折的风险也逐渐增加，因此，老年人需要做骨密度检测，并根据检测结果及时就医，进行相应的治疗。

骨密度检查的注意事项有：① 手指残疾或短期机械治疗、腰部和髋关节内植入金属物者，不可行此项检查。② 做手的单部位检测时应选择非优势手。③ 上机检查前应取下金属物品及首饰。④ 此检查有较小的辐射，因此，复查时间间隔须大于或等于1年。⑤ 因放射性核素会影响检查结果，行PET-CT检查后间隔3天再做骨密度检查；若PET-CT和骨密度同1天进行，须先做骨密度检查。

40. 老年女性需要进行妇科检查吗？妇科检查包括哪些内容？

一些女性老年人认为自己年龄大了，已经绝经，不会得妇科病，其实这是误区。女性老年人由于卵巢功能的衰退，雌激素缺乏，导致阴道壁萎缩，黏膜变薄，再加上阴道内酸性抑菌环境消失，因而极易受细菌感染。另外，子宫内膜癌、宫颈癌、卵巢癌在老年女性中均有较高的发病率。因而老年人定期进行妇科检查很有必要。妇科常规检查包括对外阴，阴道，宫颈，子宫的大小、形态、位置，输卵管以及卵巢的检查。常用的有双合诊检查、白带常规检查、宫颈刮片、TCT检测、盆腔超声、人乳头瘤病毒检测等。

41. 什么是宫颈刮片？

宫颈刮片检查属于生殖道脱落细胞学检查，是筛查早期宫颈癌的重要方法。此检查在子宫颈部取少量的细胞，抹在玻璃片上，经过染色后，放置在显微镜下诊察，以筛检是否患有子宫颈癌的可能。临床常用巴氏5级分类法，但因老年妇女宫颈鳞柱交接部上移，移行带常暴露不清或无法暴露，导致取材受局限，增加了假阴性率。因此，针对老年宫颈的特点，对于绝经后妇女提倡开展TCT宫颈细胞学检查。

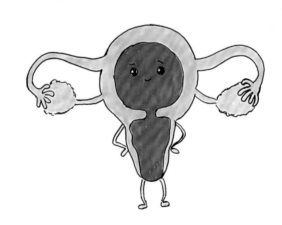

42. 什么是TCT检查?

TCT检查是液基薄层细胞检测的简称,指采用液基薄层细胞检测系统检测宫颈细胞并进行细胞学分类诊断,是目前较先进的诊断宫颈癌细胞学检查技术,与传统的宫颈刮片巴氏涂片检查相比明显提高了标本的满意度及宫颈异常细胞检出率,同时TCT检查还能发现部分癌前病变、微生物感染等。

43. 什么是HPV检测?

HPV是人乳头瘤病毒的缩写,而高危型HPV的感染与宫颈癌的发生、发展密切相关,其持续感染可导致癌前病变和宫颈癌发生,这一过程往往需要10年甚至更长时间,同时早期宫颈癌患者在接受手术治疗后,其5年治愈率可达80%—100%。因此必须重视这种感染,重视HPV的检查。在健康体检中,宫颈TCT联合HPV检查能够显著提高老年宫颈癌诊断的准确性。

下篇 老年人健康指导

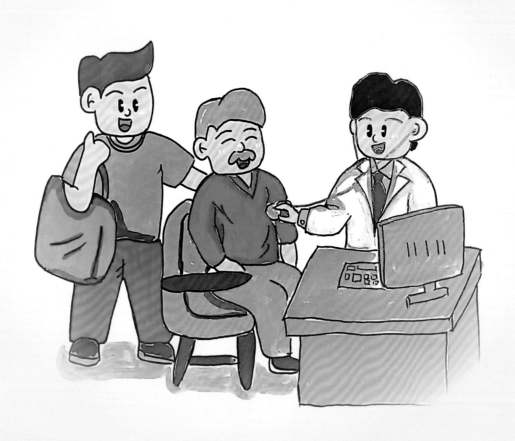

第5章

老年人好发的疾病

1. 什么是脑卒中？老年人脑卒中发病率高吗？

脑卒中又称"中风""急性脑血管疾病"，分为两大类：缺血性脑卒中和出血性脑卒中，指各种原因引起的脑血管疾病急性发作，造成脑供血动脉狭窄或闭塞，或非外伤性脑实质内出血，并引起相应临床症状和体征。缺血性脑卒中即脑梗死，包括脑血栓形成和脑栓塞。出血性脑卒中包括脑出血和蛛网膜下腔出血。前者发病率高于后者。

那么老年人脑卒中发病率高吗？流行病学显示，我国40岁及以上人群的卒中人口标化患病率由2012年的1.89％上升至2019年的2.58％。2019年我国40岁及以上人群现患和曾患卒中人数约为1704万。年龄与脑卒中的发病率、死亡率和患病率是呈正相关的，75岁以上者发病率是45—54岁组的5—8倍。

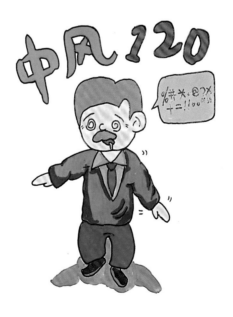

2. 老年人怎么快速识别自己是否发生了脑卒中？

老年人可以按照眼、口、手、脚、头的顺序观察自己是否发生了卒中：① 症状突然发生。② 一侧或双眼视力丧失或模糊。③ 双眼向一侧凝视。④ 视物旋转或平衡障碍。⑤ 一侧面部麻木或口角歪斜。⑥ 说话不清或理解语言困难。⑦ 一侧肢体(伴或不伴面部)无力、笨拙、沉重或麻木。⑧ 既往少见的严重头痛、呕吐。⑨ 上述症状伴意识障碍或抽搐。也可借助"中风120"原则,快速识别脑卒中:"1"代表"看1张脸是否不对称、口角歪","2"代表"查两只胳膊平行举起成90°,是否有单侧无力","0"代表"聆听讲话是否言语不清、表达困难"。

如符合上述情况,应立即拨打120急救电话,或快速前往附近有中风救治能力的医院就医,而不要留在家里自己观察,更不要反复找亲朋好友协商,贻误最佳的救治时机。

3. 老年人怀疑自己发生脑卒中时应该怎么办?

老年人怀疑自己发生脑卒中时应该做到如下几点:① 保持安静,卧床休息,始终保持头部偏向身体一侧的姿势,防止有呕吐症状发生,导致呕吐物、口腔分泌物误入气管引起窒息。通知周围人或家人,并且最好让了解病情的家属陪同入院以便向医生提供详细病史。② 拨打120急救电话,尽快选择有条件治疗脑卒中的大医院。脑卒中最佳治疗时机是发病3 h内,不能等待自我转好,以免失去了最佳治疗时间。搬动时最好用担架,途中避免颠簸。不建议患者或家属自行开车前往医院,防止途中颠簸加重病情。③ 保持气道通畅,解开衣领、腰带,取下手表、眼镜、假牙等金属性物品。如果有呼吸困难,应用衣物放置肩下并抬高肩部,切勿用枕头等抬高头部导致呼吸困难或窒息。④ 有呕吐时,则需要取侧卧位,防止呕吐物导致窒息,侧卧位时应将瘫痪侧肢体朝上。⑤ 老年人有意识障碍或癫痫发作时,应做到不拥抱、不摇晃、不刺激、不大声叫喊(不必要的刺激可能会加重病情或诱发癫痫大发作)。有癫痫发作或呼吸困难时,应托住患者下颌并向上抬起,防止窒息或咬破舌、唇,不能用筷子或毛巾塞入口腔。⑥ 切记不能喂水、喂食。这种行为会影响入院后的手术和麻醉,同时也可能引起吸入性肺炎甚至窒息。

4. 老年脑卒中有哪些危险因素可以干预?

老年脑卒中的危险因素有高血压、高血脂、心脏病、糖尿病、高同型半胱氨酸血症、吸烟、酗酒、体力活动减少、高盐饮食、超重、感染等,这些因素多数是可干预的。

在可干预危险因素中,高血压是各类脑卒中最重要的独立危险因素。收缩压和舒张压升高都与脑卒中的发病风险呈正相关,控制血压在正常范围可显著降低脑卒中的发病率。

糖尿病、吸烟、酗酒均为重要的危险因素。糖尿病与微血管病变、大血管病变、高脂血症及缺血性脑卒中的发生有关。吸烟可加速血管硬化,促使血小板聚集,降低高密度脂蛋白水平,烟草中的尼古丁还可刺激交感神经使血管收缩,血压升高;酗酒者出血性卒中的危险性增加。

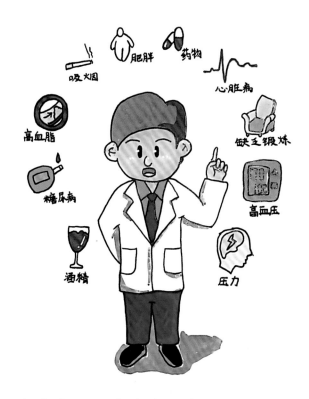

5. 对于老年脑卒中危险因素在生活中如何干预？低血压或正常血压会引起脑卒中吗？

生活中，有脑卒中危险因素的老年人应巩固"合理膳食、适量运动、戒烟限酒、心理平衡"这"健康四大基石"来预防脑卒中。

有高血压的老年人应当坚持长期口服降压药物，低盐低脂饮食；高血脂的老年人应优化饮食结构，并遵医嘱服用他汀类药物；有心脏病的老年人也应遵医嘱服用一些抗凝、抗血小板聚集的药物；有糖尿病的老年人要合理饮食，遵医嘱使用药物治疗，同时需要预防低血糖；同型半胱氨酸水平偏高的老年人，多吃新鲜的瓜果蔬菜，同时可遵医嘱应用叶酸、维生素 B_6 和维生素 B_{12} 联合治疗，降低血浆同型半胱氨酸水平；老年人日常生活中应适量多饮水、保持大便通畅、戒烟限酒、进行适当的体育锻炼、控制体重、不熬夜、保持情绪稳定、预防感染等。

因为高血压是各类脑卒中最重要的独立危险因素，所以有些老年人认为自己血压不高就无所谓，这种想法是不对的。血压高会引起卒中，但不是唯一的，其他的如动脉硬化、糖尿病、血管畸形、血液高凝状态都可导致脑卒中。另外血压低，会引起脑灌注不足，造成脑缺血，脑血管疾病急性期不主张把血压降得很低。

6. 老年人脑卒中为什么需要进行康复治疗？应何时进行？

老年人脑卒中后进行康复治疗意义重大,因为老年人脑卒中经急救治疗后常存在各种后遗症和功能障碍,包括肢体偏瘫、吞咽障碍、言语不清等,导致老年人生活不能自理,长期卧床,给老年人的身体和心理带来极大的危害,同时也会给家庭带来很大的经济压力。

对这些后遗症的处理则需要及时开展康复治疗。康复治疗可以最大限度地改善老年人的身体功能,从而提高老年人的生活自理能力,提升生活质量,使其可以回归家庭和社会。脑卒中后的康复治疗要尽早进行,只要生命体征平稳就可以进行。脑卒中康复治疗的最佳时间是发病后3个月以内,如果超过1年再进行康复治疗,各种功能恢复的效率将有所降低。

7. 老年人脑卒中后说话不清楚,怎么沟通？

老年人脑卒中后出现失语的情况时,与家人的沟通交流成为首要问题,掌握简单的沟通交流方法,有助于及时了解老年人的需求并发现其病情变化。具体方法有以下几种:

(1)手势法。与老年人共同约定手势示意,如上竖拇指表示大便,下竖拇指表示小便;张口是吃饭;手掌上、下翻动是翻身;手捂前额表示头痛;手在腹部移动表示腹部不适。除双侧肢体瘫痪和理解障碍的老年人不能应用外,其他失语者均可应用。

(2)实物图片法。利用一些实物图片,进行简单的思想交流以满足生理需要,解决实际困难。可利用常用物品,如茶杯、便器、碗、人头像、病床等指示动作,反复教老年人使用。如茶杯表示要喝水,人头像表示头痛,病床表示翻身。此种方法最适合于有听力障碍老年人的交流。

(3)文字书写法。适用于文化素质高,无机械书写障碍和视空间书写障碍的老年人。

8. 老年人脑卒中后在饮食上要注意什么？

老年人脑卒中后以清淡饮食为主,选择低盐、低脂、足量蛋白质和丰富维生素饮食,谷类、鱼类、豆类、新鲜瓜果蔬菜应当多摄入,而高脂肪、高热量、高胆固醇的饮食则应避免摄入或少摄入,避免吸烟、酗酒,具体的饮食状况要根据老年人的基础疾病来决定。有高血压的老年人要低盐饮食,限制钠盐摄入。

《中国居民膳食指南》推荐健康成人每天盐的摄入量不超过5 g。和正常人群相比,有高血压的老年人每天要适当减少盐的摄入量,不超过3 g,避免摄入腌制品和高盐调味品,比如火腿、腌肉、咸菜、酱油、辣酱等,但也不能完全不吃盐,那样会导致低钠血症,引起患者淡漠、全身乏力,严重时甚至会有抽搐和精神障碍。

有糖尿病的老年人,要执行糖尿病饮食,对三餐都有严格要求,并且避免进食高热量和含糖食物,三餐要求每餐100 g碳水化合物、500 g蔬菜、50 g瘦肉。美国短暂性脑缺血发作防治指南建议空腹血糖应低于7.0 mmol/L。中国营养学会推荐健康成人每日油脂的摄入量25—30 g,尽量食用不饱和脂肪油脂。有高脂血症的老年人要低脂饮食,避免进食猪油,炒菜时少放菜籽油,并且禁止食用任何内脏和肥肉。

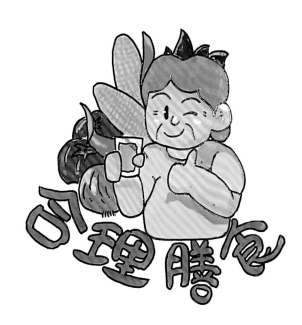

9. 什么是脑梗死? 老年人定期输液能预防脑梗死吗?

脑梗死又称缺血性脑卒中,是由多种原因所致的脑部血液供应障碍而导致的脑组织缺血、缺氧性坏死,在临床上产生对应的神经功能缺失表现。老年脑梗死具有较高的发病率,会引起偏瘫、吞咽障碍、失语等各种后遗症,给老年人的身体及心理带来极大的危害。因此能够明确此病发生的危险因素,及时进行预防与治疗是十分必要的。

每逢秋冬就有一些中老年人到医院要求输些疏通血管的药物,认为输液能预防脑卒中发作。虽然脑卒中可防可控,但目前还没有科学研究来证明这种输液预防的方法是有效的。正确的做法是注意及时增减衣服、合理饮食、适量运动、保持心理平衡,并遵医嘱及时治疗相关疾病如高血压、心脏病、糖尿病、高血脂、肥胖等,改变不良生活方式如吸烟、酗酒、熬夜等。

10. 什么是老年脑出血？病因有哪些？

脑出血又称脑溢血,是指原发性非外伤性脑实质内的自发性出血,是中老年人常见的急性脑卒中,老年人患病率为250/10万,病死率和致残率很高,是我国脑卒中中死亡率最高的临床类型。

老年脑出血病因多样,绝大多数是高血压并发细小动脉硬化的血管破裂引起的,故有人也称高血压性脑出血,其次,导致脑出血的病因还有动-静脉畸形血管破裂、少数血液病、动脉炎、淀粉样血管病等,使用溶栓药、长期吃抗凝药等也可能引起脑出血,情绪激动、寒冷、用力大便等均可能诱发脑出血。

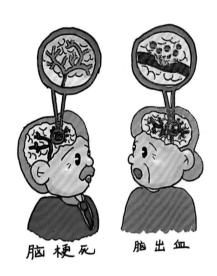

脑梗死　　脑出血

11. 预防脑出血,老年人应该注意哪些要点？

预防老年脑出血,注意以下10点:① 早发现。脑出血主要病因是高血压并发细小动脉硬化,应早发现并及时治疗高血压。② 调情志。保持乐观情绪,避免劳累。③ 戒烟酒。烟酒能使血管收缩、心跳加快、血压上升、加速动脉硬化。④ 择饮食。低盐、低脂、低糖饮食。多吃蔬菜、水果、豆制品,配适量瘦肉、鱼、蛋。⑤ 防便秘。排便用力易发脑出血。预防便秘,多吃富含纤维的食物,如青菜、芹菜、韭菜等。也可做适当的运动及早晨起床前进行腹部自我按摩。⑥ 不蹲便。蹲便时下肢血管会发生严重屈曲,加上屏气排便,腹内压力增高,可使血压升高,就有可能发生脑血管意外。⑦ 防跌倒。老年人多有脑动脉硬化,血管壁较脆弱,跌倒后会发生颅内血管破裂的危险。⑧ 动左手。多用左上肢及左下肢,可减轻大脑左半球的负担,且能锻炼大脑的右半球。研究表明,脑出血最容易发生在血管比较脆弱的右脑半球,所以可用左手转动两个健身球,帮助右脑半球的功能正常发挥。⑨ 饮足水。体内水分可使血液稀释。养成多饮水的习惯,特别是晚睡前、晨起时,饮1—2杯温开水。⑩ 适寒冷。根据天气及时增添衣物,要注意保暖。根据自身条件,进行一些适宜的体育锻炼,如散步等,促进血液循环。

12. 什么是吞咽障碍? 老年人怎么知道自己有吞咽障碍? 吞咽障碍有哪些危害?

吞咽障碍是指由于口腔、咽喉、食管等器官结构和(或)功能受损,导致食物或液体从口腔到胃运送过程发生障碍,常在咽部、胸骨后或食管部位有梗阻停滞感觉,是临床常见老年征之一。多种疾病均可导致吞咽障碍,包括中枢神经系统疾病、周围神经病变、口腔病变等。研究发现,吞咽障碍在老年住院患者中的发生率为30%—55%,需要长期照护的老年人吞咽障碍的发生率高达59%—66%。老年人有以下表现时就要警惕可能有吞咽障碍了:① 流涎;② 饮水呛咳;③ 咀嚼或吞咽需过多的口腔动作或吞咽延迟;④ 吞咽反射有困难,进食费力,声音嘶哑,进食量少;⑤ 进餐中或进餐后常出现咳嗽或呛咳(咳得几乎喘不过气来);⑥ 食物堆在口腔内的一侧不自觉或嘴中食物往外掉落;⑦ 每口食物需咽两三次,进餐后舌面上或口咽部仍残留许多食物,或出现食物反流;⑧ 哽噎;⑨ 误吸及喉结构上抬幅度不足等。老年吞咽障碍可引起营养不良、脱水、吸入性肺炎、窒息,甚至死亡。

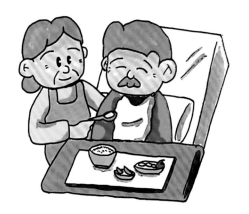

13. 老年人出现吞咽障碍,进食时要注意什么?

老年人一旦出现吞咽障碍,进食应注意以下12点:

(1) 安静的进食环境:首选餐厅,若无条件,应提供适宜餐桌餐椅,并且给予充足的进餐时间。

(2) 合适的餐具:① 选用匙面小、难以黏上食物、柄长或柄粗、边缘钝的匙羹,便于稳定握持餐具;② 使用碗底加防滑垫的碗具,预防患者舀食物时碰翻;③ 可用杯口不接触鼻的杯子,如缺口杯;④ 在注射器上加上吸管等,慎重调整一口量。

（3）合适的体位：保持端坐位、头稍前倾的姿势；或30°仰卧位，头前屈，偏瘫者侧肩部垫起；若患者不能坐起，采用健侧卧位，喂食者站在健侧。

（4）食物的选择：密度均匀；黏性适当；不易松散；稠的食物比稀的食物更安全；兼顾食物的色、香、味及温度等。

（5）交替喂流质和固体食物，促进老年人张口进食。

（6）把食物放在口腔健侧的后部。

（7）喂药时把药片研碎制成糊状。

（8）鼓励患者少量多餐，进餐时注意力要集中。

（9）如有食物滞留，鼓励患者把头转向健侧，并控制舌头向麻痹的一侧清除残留的食物。

（10）有条件可在床旁备吸引器，必要时吸引。

（11）保持口腔清洁，必要时进行口腔护理。

（12）如患者进食过程出现明显呛咳或有严重吞咽障碍应至医院检查，必要时给予鼻饲。

14. 老年人出现吞咽障碍怎么进行康复锻炼？

有吞咽障碍的老年人，可按以下方法进行简单的康复训练。

（1）基础训练。① 感官刺激：感官刺激包括触觉训练、味觉刺激、咽部冷刺激和空吞咽等。冷刺激治疗，用冰不锈钢勺柄，反复摩擦前腭弓、腭帆及扁桃体窝的部位，刺激20—30次，然后做空吞咽动作，再刺激再吞咽，反复进行，持续20—30 min；用冰块进行温度刺激，如流涎以一侧为主，可用冰块刺激局部和在患侧内外摩擦；每日饭前也可进行空吞咽动作，10 min/次，3次/天。② 面部肌肉训练：即颜面部、口、舌功能训练，面对镜子，做鼓腮、微笑、龇牙、噘嘴、卷舌等各种口、面部的动作；舌肌锻炼，张开嘴巴，做舌前伸、后缩、侧方运动和舌背抬高运动，舌肌瘫痪严重时训练者用纱布轻轻把持舌进行运动。

（2）头颈控制训练。正确移动颈部，点头—仰视—左右两侧转动头部—耸肩，20 min/次，1次/天。

（3）摄食训练。逐步进行摄食训练，一般选半卧位或坐位。可进食糊状或半流质食物。

（4）心理康复。保持积极乐观心态。

（5）针灸治疗主要通过改变脑皮层神经细胞的兴奋性，促进神经功能恢复，如体针、电针、项针、咽针、穴位注射及针药合用。

（6）其他治疗。如电刺激治疗、球囊扩张术等。

15. 什么是老年帕金森病？临床表现有哪些？

帕金森病(PD)又叫震颤麻痹，是一种主要发生于中老年人的神经系统退行性疾病，主要特征是静止性震颤、肌强直、运动迟缓和姿势平衡障碍。随着老龄化人口的增多，PD的发病率及患病率呈现上升趋势。我国65岁以上人群患病率为1.7%，老年帕金森病已成为继心脑血管病和肿瘤后又一威胁老年人身心健康的"第三大杀手"。

老年帕金森病的临床表现主要有运动症状和非运动症状。运动症状：① 静止性震颤。静止状态下出现不自主的抖动。② 肌强直。四肢、身躯、颈部肌肉僵硬，运动不灵活。③ 运动迟缓。动作速度减慢和幅度减小，如走路速度降低，手臂不会自如摆动；写字越写越小，难以辨认；表情淡漠，看上去较为呆滞等。④ 姿势平衡障碍。身体前屈，走路转身困难。行走时起步困难，一旦起步，身体前倾，重心前移，步伐较小且越走越快，难以及时停下，这种情况也称作"慌张步态"。老年帕金森病患者还有一些非运动症状：比如嗅觉失灵、睡眠障碍、情绪低落、智力减退、便秘、多汗、流涎等。

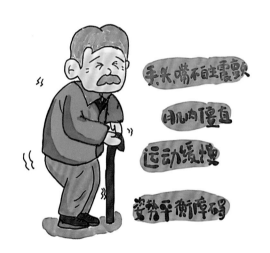

63

16. 老年人手抖就是帕金森病吗？

"手抖"在医学上称作震颤，导致老年人出现震颤的原因有很多，长期饮酒、小脑病变、甲亢等疾病都可能会引起。老年帕金森病的"手抖"多为静止性震颤，即静止时发生，用力活动时停止；表现为拇指、食指搓丸样震颤，常常从一侧肢体的上肢或下肢开始，之后可能会累及同侧上下肢，甚至累及对侧。虽然很多帕金森病会出现"手抖"，但这并不是所有老年帕金森病必有的表现，需要注意的是部分病例，尤其是70岁以上的老年患者可不出现静止性震颤，还需要结合其他的表现来确定是否患上了帕金森病。

因此，出现"手抖"症状就等于患上帕金森病的说法是不正确的。

17. 老年帕金森病可以预防吗？

预防老年帕金森病可以从以下几点做起：① 少接触有毒有害的化学物质，尤其是对中枢神经有损害的物质，如一氧化碳、二氧化碳、锰、汞、有机杀虫剂等；② 远离毒品；③ 不酗酒；④ 控制奶制品的摄入；⑤ 尽量保护大脑少受创伤；⑥ 积极地控制血糖、血压、血脂等危险因素；⑦ 多参加体育锻炼，对帕金森病有症状改善作用的锻炼方式包括打太极拳、跳探戈、骑自行车等；⑧ 注重脑力劳动，延缓脑细胞衰老；⑨ 适度地饮用咖啡或茶，饮用咖啡、咖啡因和茶可降低帕金森病的发病风险，而且这种保护作用在男性中更明显；⑩ 健康饮食，健康的饮食模式如摄入大量蔬菜、水果和鱼等也可能降低患帕金森病的风险；⑪ 老年人慎用奋乃静、氯丙嗪、利血平等易引起震颤麻痹的药物；⑫ 有帕金森病先兆者应早诊断、早治疗。

18. 老年帕金森病患者饮食上需要注意什么？

老年帕金森病患者饮食应遵循高热量、高维生素、高纤维素、低盐低脂、适量优质蛋白的总原则。

(1) 食物品种：① 主食以五谷类为主，多选粗粮。② 多吃新鲜蔬菜、水果，蔬菜如番茄、胡萝卜、芹菜、芦笋、花椰菜、茄子、土豆、大白菜等，水果如蓝莓、葡萄、山竹等，颜色鲜艳或深色的蔬菜和水果富含抗氧化剂，对于脑健康有益。③ 摄入优质蛋白，如鸡蛋、鱼肉、豆类等，每天食用适当的奶制品(2 杯脱脂奶)。④ 少吃油、盐、糖。⑤ 补充钙质，预防骨质疏松，除牛奶和奶制品，蛋黄和含脂肪量多的鱼(如金枪鱼)，也对维持骨骼健康有益。⑥ 在饮食中添加含有健康脂肪的食物，如坚果和牛油果，维持患者的营养状态。

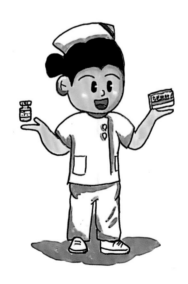

（2）食物选择：① 顽固性便秘者,注意高纤维素饮食,每天饮水2000 mL以上,缓解便秘。② 睡眠障碍者,睡前不要进食含糖、酒精和咖啡因等食品。③ 进食高蛋白饮食对帕金森病的某些药物吸收和治疗效果会产生影响。如左旋多巴类药物,最好空腹服用,因为同时进食蛋白质时可能会干扰药物的吸收,导致药物的作用慢或效果差。因此,最好在进食前半小时服药,但是空腹服药时患者常常会有恶心、反胃等不适,可以吃少许点心减轻不适。

（3）帕金森合并吞咽障碍者,进食注意事项参考本章第13问。

19. 老年帕金森病患者服用药物有哪些注意事项?

治疗老年帕金森病以药物为主,常见的药物有多巴丝肼、普拉克索、吡贝地尔、司来吉兰、恩他卡朋、安坦、金刚烷胺等,注意事项如下:

（1）多巴丝肼：① 此类药物需数天或数周后才会见效；② 不能嚼碎药片,要吞服；③ 由于蛋白质会影响此药的吸收,应避免与高蛋白食物一起服用,出现开/关现象时,可在饭前30 min或饭后1 h服药；④ 避免突然停药,否则会导致发热、出汗、肌强直以及意识模糊等表现。

（2）普拉克索、吡贝地尔：① 服药后应卧床休息,如有口干舌燥可多饮水；② 避免开车或操作机械,因有轻微兴奋作用,故尽量在上午服药。

（3）司来吉兰：① 有轻微兴奋作用,尽量在上午服药,以免影响睡眠；② 溃疡患者慎用。

（4）恩他卡朋：常见不良反应有恶心、呕吐、神志混乱等,常与多巴丝肼或西宁一起服用。

（5）安坦：属于抗胆碱能药物,不可立即停药,需缓慢减量,以免症状恶化。

（6）金刚烷胺：① 目前已知的唯一有效治疗异动症的药物；② 不良反应有恶心、呕吐、眩晕、失眠等；③ 尽量在黄昏前服用,有心脏病和肾衰竭的老年人禁用。

20. 老年帕金森病患者可以进行哪些运动锻炼?

老年帕金森病患者可以选择增强心肺耐力的有氧运动、增加肌肉力量的抗阻运动以及提高关节活动能力的牵伸运动等。

（1）有氧运动。包括：① 与娱乐、体育和休闲有关的有氧运动,如快走、慢跑、骑自行车、游泳、舞蹈、跳绳、骑马、瑜伽及乒乓球、网球、保龄球、高尔夫球、足球等球类运动；② 与工作、家庭有关的有氧运动,如做农事、轻负重锻炼、清扫、园艺、清洗窗户、清理排水沟及护理老年人(穿衣、移动)等；③ 中国传统心身锻炼气功法,如太极、五禽戏、八段锦等；

（2）抗阻运动。包括使用运动器械(如杠铃、哑铃、壶铃、拉力器、阻力带等)进行抗阻运动,以及无须运动器械的仰卧起坐、俯卧撑和引体向上等。

（3）静态和动态拉伸运动。在静态拉伸中,采用适宜的拉伸动作拉伸某一特定肌肉,如压肩和双臂外展拉伸(肩部肌肉)、坐位体前屈(腰部肌肉)、坐压腿和直膝分腿(腿部肌肉)等;在动态拉伸中,可选择合适的动作,重复主动拉伸特定肌肉。

21. 老年帕金森病患者如何预防跌倒？

跌倒在老年帕金森病患者中非常普遍。姿势反射受损、本体感觉障碍、躯干灵活性降低、左旋多巴的使用等,都会降低人体的平衡能力,是造成跌倒的原因。预防老人跌倒可以从以下几方面着手：

（1）行走指导。老人应穿防滑鞋,不可穿拖鞋行走,走路时要专心,不要边走路边讲话,不要碎步急速移动、起步时拖着脚走路、双脚紧贴地面站立等,以避免跌倒;照护者在旁协助老人行走时,勿强行拉老人向前行走,当老人感到不能迈步时,可指导老人先向后退一步再向前走。

（2）环境指导。评估环境中易致跌倒的因素,并给予预防,如光线充足、地面防滑、无障碍物,走廊及卫生间设置扶手等。

（3）根据情况协助老人使用稳固的助行器。同时可指导老人平时多做如下运动训练：① 姿势与步态练习,指导老人先起立,再坐下,反复交替练习训练;② 转身练习,指导老人先向左转身,遵照头、颈、肩、下肢顺序依次反复练习;③ 步态练习,指导老人原地踏步练习、缓慢行走、高抬腿、跨步练习,并告知老人在行走过程中最大幅度地摆动上肢,并反复练习。

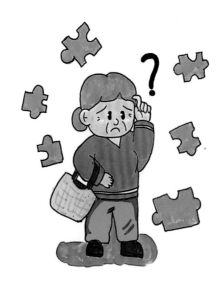

22. 老年人得了帕金森病总是便秘怎么办？

老年人得了帕金森病容易便秘,可通过采用如下措施以应对:进食含纤维素多的食物,多吃粗粮,酌情添加粗制面粉、玉米粉、芹菜及韭菜等;适当多吃产气食物及维生素B丰富的食物,如红薯、木耳、生葱、黄豆、玉米等;避免吃油炸、辛辣刺激性食物;多喝水,如无合并其他限制饮水的疾病,应保证每天饮水量在2000—2500 mL;避免经常性静坐,每天活动30—60 min,卧床或坐轮椅的老年人可每天双手顺时针按摩腹部,促进肠蠕动;可适量服食液状石蜡、麻仁丸等帮助通便;必要时遵医嘱口服果导片、番泻叶等缓泻药,或给予开塞露、灌肠、人工排便等,但应注意不要长期使用泻药,防止产生依赖性;同时可进行直肠功能康复,主要进行腹肌和盆底部肌肉运动训练:收缩腹部与肛门肌肉10 s后放松,重复训练数次;养成定时排便习惯,逐步建立排便反射;或通过直肠刺激方法诱发直肠-肛门反射,促进结肠,尤其是降结肠的蠕动。

23. 什么是阿尔茨海默病？目前老年人发病率怎么样？有哪些危险因素？

阿尔茨海默病(Alzheimer Disease,AD)又称老年痴呆症,是发生于老年和老年前期、以进行性认知功能障碍和行为损害为特征的中枢神经系统退行性病变。其临床表现为记忆障碍、失语、失用、失认、视空间能力损害、抽象思维和计算力损害、人格和行为改变等。痴呆症患者主要存在的问题是脾气暴躁、性格反复无常、与家人交流困难、记忆衰退、行为及行动障碍、认知功能衰退和生活自理能力差,这些问题都严重影响了老年人的整体生活质量,同时为家庭、社会、国家带来人力、物力、财力上的负担及心理上的沉重压力。

调查显示,65岁以上老年人AD患病率在发达国家为4%—8%,我国为3%—7%,女性高于男性。依此推算,我国目前有AD患者600万—800万人,随着年龄的增长,AD患病率逐渐上升,至85岁以后,每3—4位老年人中就有1位罹患AD。AD发病的危险因素有低教育程度、不当膳食、吸烟、女性雌激素水平降低、高血糖、高胆固醇、同型半胱氨酸水平升高和血管疾病等。

24. 阿尔茨海默病与老年健忘症的区别有哪些？

阿尔茨海默病是一种隐匿起病,以认知功能进行性恶化为特征的神经系统疾病,伴有日常生活能力受损和精神行为改变。它的早期识别,往往不易被大众所掌握,容易与老年健忘和抑郁混淆,主要区别如下:

(1)阿尔茨海默病。记不起发生过的事,即使经过反复地提醒也回忆不起来,无法学会新东西。丧失了识别周围环境的能力,不知身在何处。在生活上缺乏照顾自己的

老年人体检与健康指导问答

能力,思维变得迟钝,在社交上也容易出现不符合社交情景的言论或举止。

（2）老年健忘。这是与年龄相关的健忘,只是遗忘事情的某一部分,一般经人提醒就会想起,仍然拥有学会新东西能力,对时间、地点、人物关系和周围环境的认知能力依然存在,具有满足个人需要的工作能力、社交能力、自我生活能力;对记忆力下降感到苦恼,为了不致误事,常准备一个备忘录。

通过核磁或PET-CT诊断,阿尔茨海默病患者会有脑萎缩或者脑内会有淀粉样物质沉积,人在正常老化当中一般少有。

25. 有哪些危险信号说明老年人可能得了阿尔茨海默病?

老年人得了阿尔茨海默病有以下十大预警信号:① 记忆力明显减退,如:记不住人名,炒菜放两次盐,做完饭忘记关煤气,忘事频率高,有些事经提醒也记不起来。② 完成熟悉的工作变得困难,如:难以胜任日常家务,厨师不知如何做菜,司机不认识路。③ 表达能力出问题,如:忘记简单的单词,经常词不达意,说的话或写的句子让人无法理解。④ 丧失对时间、地点的概念,如:不记得今天是星期几、几号,分不清白天黑夜,不知道自己在哪里。⑤ 判断力明显减退,警觉性降低,如:烈日下穿着棉袄,寒冬时穿着单薄,借钱给陌生人,胡乱反复买东西。⑥ 思考归纳能力极度下降,如:不能像以前一样根据规则下棋、打扑克,无法理解和看懂微波炉、遥控器等电器的操作说明。⑦ 不合情理地放置东西,如:把熨斗放进冰箱,把手表放进糖罐,被子里放拖鞋。⑧ 情绪和行为的异常改变,如:情绪变得快速涨落,喜怒无常,随地吐痰,在商店拿东西不给钱。⑨ 性格的显著改变,如:变得多疑、焦虑或粗暴、过度外向或沉默寡言。⑩ 主动性丧失,对什么事情都没有兴趣,如:终日消磨时日,对以前的爱好也没了兴趣,生活变得被动,需反复催促才会参与事务。

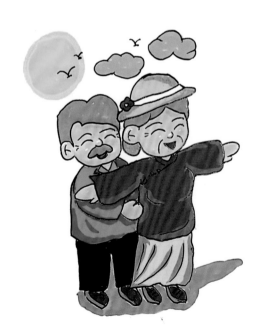

 68

26. 老年阿尔茨海默病可以预防吗?

预防阿尔茨海默病,《阿尔茨海默病循证预防国际指南》推荐的十大要点包括:① 65岁以上人群应保持体重指数在一定范围内,不宜太瘦。② 多从事认知活动,如阅读、下棋等刺激性脑力活动。③ 保持健康的生活方式,避免罹患糖尿病,对于糖尿病患者应密切监测其认知功能减退情况。④ 保护头部,避免外伤。⑤ 65岁以下人群应保持健康的生活方式,避免罹患高血压。⑥ 避免直立性低血压发生,对于直立性低血压患者,应密切监测其认知功能状态。⑦ 保持良好的心理健康状态,对于已有抑郁症状的患者,应密切监测其认知功能状态。⑧ 放松心情,平时避免过度紧张。⑨ 早年应尽可能多地接受教育。⑩ 定期检测血同型半胱氨酸水平,对于高同型半胱氨酸血症患者应用维生素B和(或)叶酸治疗,同时密切监测其认知功能状态。

除了上述十大要点之外,还要坚持定期体育锻炼、戒烟、保证充足良好的睡眠、避免罹患脑血管疾病、维持心血管系统良好状态,对于房颤患者应开展药物治疗;及时补充维生素C、叶酸,等等。

27. 老年阿尔茨海默病有哪些危害?

老年阿尔茨海默病危害表现在以下几方面:① 患阿尔茨海默病的老年人由于无法与他人交流或者无法回忆起几分钟前发生的事情,必须依赖家人照护,会增加家庭成员工作负担、经济负担和心理负担。② 患阿尔茨海默病的老人经常会合并一些慢性疾病,因此照护者不仅要承担生活照护责任,还要进行慢性疾病的管理,导致家庭照护者需要辞职照护,生活质量会降低。③ 照护者无暇顾及自身健康,持续的压力和精神紧张会导致照护者患上疾病的风险增高、免疫力下降。④ 有精神症状的患阿尔茨海默病的老年人,可能会对其家庭照护者有攻击或过激的行为,会让家人感受更多的负担,心理疾病的发病率会增加。

28. 对于老年阿尔茨海默病患者平时应该如何护理?

家有阿尔茨海默病老人,可按以下几方面进行居家护理:

(1) 活动与休息方面:① 根据老人自身情况,鼓励适当运动,参加集体活动;② 鼓励老年人参与日常生活事务,如打扫卫生、叠衣物等,帮助老年人恢复信心;③ 鼓励老年人发展自己的爱好,如绘画、下棋等;④ 保证睡眠充足,避免劳累。

(2) 饮食方面:① 清淡可口,荤素搭配,营养丰富;② 提供合适餐具,鼓励老人自主进餐;③ 吞咽困难者,防止噎食。

(3) 用药护理:协助老人按时按量服用治疗阿尔茨海默病的药物,并且观察有无不良反应,发现异常,及时送医。

（4）心理支持：尊重、关爱阿尔茨海默病老人，减少老人压力，维护老人尊严。

（5）安全指导：协助老人穿合适的鞋袜、合理使用辅助工具，创造安全的条件，避免跌倒、坠床等；专人陪护，防止走失，为老人佩戴个人信息卡，保证万一走失，能及时联系到家属；注意用水温度，看好家里灶具、剪刀等，防止烫伤、烧伤和其他意外伤害。

29. 老年人高血压的标准是什么？

原发性高血压是老年人最常见的慢性病之一，是导致心脑血管疾病的重要危险因素。根据《中国老年高血压管理指南2019》对老年高血压的定义：年龄≥65岁，在未使用降压药物情况下，血压持续或3次以上非同日坐位收缩压≥140 mmHg和（或）舒张压≥90 mmHg，可诊断为老年高血压。

30. 哪些人易患高血压？

① 遗传因素是导致高血压的非常重要的因素，如果家中有直系家属患高血压，那么其患高血压的风险要比一般人大得多。② 精神紧张、压力大的人群。③ 食盐过多、口味重的人。因为患高血压的原因与饮食过咸有关。饮食过咸，血液中的钠浓度会升高，为了冲淡血液钠的浓度，身体就会吸收更多的水分，这样血液对血管壁造成的更大的压力就会使血压升高。④ 吸烟酗酒的人。⑤ 缺乏运动、经常熬夜的人。

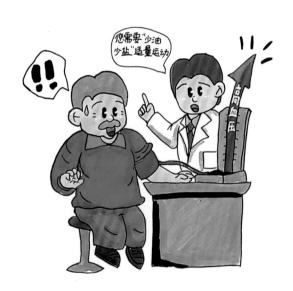

31. 得了高血压有哪些表现？

大多数高血压患者起病时没有症状，发展缓慢，常因健康体检、高血压筛查或其他疾病就诊时发现。因而，许多高血压患者在初诊时就并存心脑血管等并发症。常见的症状有头晕、头痛、颈项板紧、心悸、疲劳等,典型的高血压头痛在血压下降后消失。如果头痛症状与血压水平无关,应进一步明确头痛原因。较重的症状有视力模糊、鼻出血等。如果累及靶器官,如心、脑、肾,可出现靶器官损害的相应症状。老年人的高血压并发症较多,常伴发冠状动脉粥样硬化性疾病,如冠心病、脑血管病、外周血管病、糖尿病、老年痴呆等,应进行综合评估并制定合理的治疗策略。

32. 高血压的危害有哪些?

高血压的危害较多,是心、脑血管病的主要危险因子,可影响心、脑、肾、眼底,导致一系列并发症。持续的血压升高造成心、脑、肾、全身血管损害,严重时发生卒中、心肌梗死、心力衰竭、肾衰竭、主动脉夹层等危及生命的临床并发症。血压越高、病程越长、生活方式越不健康,伴随的危险因素越多,靶器官损害程度越严重,不仅血压水平的高低有影响,血压波动越大,危害程度也会越高。因此无论年轻人还是老年人,血压大于140/90 mmHg都应引起足够的重视。尤其是40岁以上的人群,建议每年进行体检,早发现、早干预,以免对身体产生危害。

33. 老年人降压治疗的目标是什么?

老年降压的治疗目标是最大限度地降低患者心血管并发症及发生死亡的危险,提高生活质量。根据近年来我国高血压防治指南及老年高血压诊治专家建议推荐,起始治疗血压值≥150/90 mmHg。老年人降压治疗目标值:≥65岁的患者,血压降至150/90 mmHg以下,如能耐受可进一步降至140/90 mmHg以下;年龄≥80岁的患者一般情况下不宜低于130/60 mmHg;老年人高血压合并糖尿病、冠心病、心力衰竭和肾功能不全患者降压目标应小于140/90 mmHg。

34. 老年人高血压的非药物治疗方法有哪些?

非药物治疗是高血压治疗的基础,包括纠正不良生活方式及不利于身心健康的行为和习惯。① 低盐饮食:老年人群中盐敏感性高血压更为常见,建议老年高血压患者每日盐摄量应少于5 g。② 平衡膳食:食物多样化,控制每日总热量摄入,鼓励老年人摄入多种新鲜蔬菜、水果、鱼类、豆制品、粗粮、脱脂奶及其他富含钾钙、膳食纤维和多不饱和脂肪酸的食物。少吃肥肉、动物内脏、油炸食品等高脂肪食物,少吃咸肉、咸菜等腌制品,炒菜少放油。③ 戒烟限酒:戒烟并避免吸入二手烟,这在老年人血压控制中对于减少其心脑血管事件发生率和死亡率具有十分重要的意义。老年人应限制酒精摄入。每日摄入酒精量大于30 g者,随饮酒量增加血压升高,降压药物疗效降低。④ 保持理想体重:超重或肥胖的老年高血压患者建议将BMI控制在20—23.9 kg/m²。⑤ 规律且适度的运动:老年高血压患者可根据个人爱好和身体状况选择适合并容易坚持的运动方式,如步行、慢跑和游泳等有氧体育锻炼,一般每周3—5次,每次不低于30 min。⑥ 避免情绪波动:减轻精神压力,保持心理平衡。

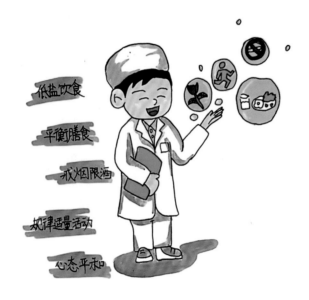

低盐饮食

平衡膳食

戒烟限酒

规律适量活动

心态平和

35. 老年人高血压非药物治疗的注意事项有哪些?

老年人,特别是高龄老年人,过于严格地控制饮食及钠盐摄入可能导致营养障碍及电解质紊乱,如低钠血症,应根据具体情况选择个性化的饮食方案。过快、过度减轻体重可导致体力下降影响生活质量,甚至导致抵抗力降低而易患其他疾病,因此,老年人应适度、逐渐减轻体重而非短期内过度降低体重。运动方式更应因人而异,需结合老年人体质等情况制定适宜的运动方案。

36. 老年人得了高血压如何吃药?

① 小剂量开始、缓慢增量:老年高血压患者降压治疗时降压药应从小剂量开始,在患者可以耐受的前提下,逐步降压达标,避免因过快降压导致重要器官供血不足。② 顺序疗法:当使用一种降压药物无效时,更换另一种,如仍无效再更换一种。老年人通常是多病共存,多药合用,药物不良反应发生率很高。采用顺序疗法,可以减少用药种类和药物不良反应。③ 长效:尽可能使用1次/天、24 h持续作用的长效药物。④ 联合用药:老年高血压患者通常需服用两种或两种以上的降压药物才能使血压达标。老年人的联合用药应强调低剂量联合,既可增加疗效又可减少药物不良反应。⑤ 适度:大多数老年患者需要联合降压治疗,包括起始阶段,但不推荐衰弱老年人和80岁以上老年人初始联合用药。⑥ 个体化:根据患者具体情况、耐受性、个人意愿和经济承受能力,选择适合的药物。

37. 老年人如何预防高血压?

① 高血压是一种"心血管综合征"。应多关注对多种心血管危险因素的综合干预。② 高血压是一种"生活方式病",认真改变不良生活习惯,限盐、戒烟限酒、控制体重、保持情绪稳定等,有利于预防和控制高血压。③ 重视原发性高血压的筛查与诊治。④ 加强高血压社区防治工作,定期测量血压、规范管理、合理用药,是提升我国人群高血压知晓率、治疗率和控制水平的根本。

38. 什么是心律失常?

心律失常是心脏冲动的频率、节律、起源部位、传导速度和激动次序的异常。通俗地讲,是指心脏搏动的频率和节律发生异常,心动过速、心跳过缓或心律不齐均属于心律失常。老年人心律失常的发生,除了本身的基础心血管疾病或其他疾病因素,增龄引起的心脏退行性变,如心肌细胞数量减少、心肌纤维化、瓣膜钙化也是重要原因。老年人心律失常发病率高,且伴有很多复杂的临床情况,因此,需到正规医院由专业的医生进行诊疗。

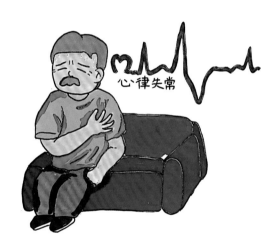

39. 老年人心律失常是如何产生的?

心脏的正常起搏点在窦房结,工作频率是60—100次/min,如果窦房结出现了问题,心脏的节律也会出现问题,如窦性心动过缓、窦性心动过速,如果窦房结不工作了,心脏还会有其他的备用起搏点,包括心房、房室结及心室。房性的心律失常包括房性心动过速、心房扑动、心房颤动。心室的异常起搏点会引起室性早搏、室性心动过速,严重者出现心室颤动。冲动传导异常也会引起心律失常,它是指电信号传导出现异常,包括生理性的和病理性的,正常传导通路出现了问题,心脏的电传导就会绕行正常的传导通路,传导到整个心肌。

40. 哪些原因会导致心律失常？

心律失常的原因通常有以下几种：

（1）常见生理性因素。因运动、情绪变化等引起快速型心律失常，或因睡眠等发生缓慢型心律失常等。

（2）常见病理性因素。① 心血管疾病：老年人心律失常的发生，除了原有的基础心血管疾病或其他疾病因素，增龄引起的心脏退行性变（包括心肌细胞数量减少、心肌纤维化、瓣膜钙化等）也是重要原因。② 全身性原因：药物毒性作用、酸碱平衡和电解质紊乱、神经与体液调节功能失调等；其他心外器官功能或结构改变：甲状腺功能亢进、脑卒中等。③ 诱发因素：胸部手术（尤其是心脏手术）、麻醉过程、心导管检查、各种心脏介入性治疗；大量饮酒或咖啡、饮浓茶、情绪激动、大量运动等。

41. 老年人心律失常需要做哪些检查？

老年人发生心律失常通常需要做以下检查：① 体格检查。听诊心率、心律、心音的变化，进行心律失常的初步判断。② 辅助检查。心电图（动态心电图、负荷心电图等）、超声心动图、头部影像学检查、食道调搏、心脏生理检查。

42. 老年人心律失常如何治疗？

老年人发生心律失常通常进行以下治疗：

（1）急性期治疗。针对首次出现低血压或血压测不到、意识丧失、抽搐、晕厥等症状的患者，怀疑存在严重的血流动力学紊乱，可能需要及时抢救，立即送医治疗。

（2）一般治疗。① 心理疏导：老年人要了解病情及诊疗方案，消除顾虑和悲观情绪。② 病因治疗：对各种心律失常均应积极查找病因及诱因，进行针对性治疗。③ 药物治疗：由医生根据病情进行选择。④ 手术治疗：包括导管消融术和外科手术治疗。⑤ 其他治疗：心脏电复律、植入性心律转复除颤器（ICD）。

43. 心律失常患者日常生活中需要注意什么？

心律失常患者平时生活中要注意：不能过度劳累，学会自己监测脉搏，一旦心率出现大幅度的变化，或者心跳失去正常节律，应当及时就医。心律失常患者还应当注意：定期监测电解质，尤其是出现腹泻、呕吐、大量出汗等情况时，应当注意是否发生电解质紊乱，正在口服抗心律失常药物的患者，药物加量、减量或者停药，一定要在专业医生的指导下进行，不能自行随意减药或停药。

44. 老年人如何预防心律失常?

降低心律失常发病率,预防措施包括:① 坚持健康的饮食。低盐低脂饮食,避免饱餐,戒烟限酒,适当摄入水果、蔬菜和坚果。② 注意休息和适当运动。保证环境的安静,劳逸结合,生活规律,心动过缓者避免排便时过度屏气,以免兴奋迷走神经而加重心动过缓。适当运动,如打太极拳、散步等。③ 保持稳定的情绪。保持平和、稳定的情绪,精神放松,不过度紧张。④ 合理地用药。谨慎使用非处方药物,遵医嘱合理用药。⑤ 体重适当。肥胖会使心脏负担加重,注意保持适当体重。⑥ 自我监测。定时监测脉搏,定期体检。

45. 什么是心绞痛?

心绞痛是冠心病最常见的表现形式,很多人认为心绞痛就是冠心病,其实不然,冠心病不一定都是心绞痛,它有很多的表现形式,包括心绞痛、心肌梗死、心律失常、心力衰竭甚至猝死等,而心绞痛也不一定都是冠心病。老年心绞痛是冠状动脉机械性或动力性狭窄导致冠状动脉供血不足,心肌急剧、暂时性地缺血、缺氧所引起的以短暂胸痛为主要表现的临床综合征。

46. 什么原因会导致心绞痛的发生?

心绞痛的基本病因是冠状动脉粥样硬化,也可由冠状动脉狭窄或两者并存引起。正常情况下,冠状动脉血流量具有一定的储备力量,其血流量的变化可随身体的生理情况有显著的变化。当机体在剧烈活动、情绪激动时,对氧的需求量增加,冠状动脉会适当扩张,增加血流量以达到供需平衡。当冠状动脉粥样硬化造成冠状动脉狭窄或部分分支闭塞时,其扩张性减弱、血流量减少,若心肌的供血减少尚能应对平时所需,则休息时无症状,一旦遇到劳累、激动、饱餐、寒冷等情况,使心脏的负荷增加,心肌耗氧量增加,对血液的需求增加,而此时冠状动脉的供血已不能相应增加,即引起心绞痛。

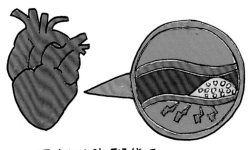

冠状动脉粥样硬化

75

47. 老年人心绞痛典型疼痛的诱因及特点有哪些?

老年人心绞痛有以下特点:① 诱因。心绞痛发作常由体力劳动或情绪激动(愤怒、焦急、过度兴奋等)所诱发,饱食、寒冷、吸烟、心动过速、休克等也可诱发心绞痛。疼痛多发生于劳累或激动时,而不是劳累和激动之后。② 发生部位。主要在胸骨体之后,可波及心前区,有手掌大小范围,甚至横贯前胸,界限不是很清楚。常放射至左肩、左肩内侧达无名指和小指,或至颈、咽或下颌部。③ 疼痛性质。压榨性疼痛、闷疼(不是针刺样)。④ 持续时间。疼痛出现后逐步加重,达到一定程度后持续一段时间,然后逐渐消失,一般持续几分钟至数十分钟,多为3—5 min,很少超过0.5 h。⑤ 缓解方式。休息或舌下含服硝酸甘油。需注意,心绞痛不一定都是典型症状。

48. 老年人日常生活中发生了心绞痛怎么办?

老年人一旦发生心绞痛,应立即停止一切活动,坐下来或者躺下来休息,尽量放松,不要过度紧张,一般在停止活动后症状即可逐渐消失,较重的发作,可舌下含服硝酸酯类药物,这类药物除可扩张冠状动脉、增加冠状动脉血流量外,还可扩张周围血管,减轻心脏负荷和减少心肌耗氧量,慢慢地心绞痛症状就可以得到缓解,但是不等于心绞痛好了,心脏就马上恢复正常了,一次心绞痛带来的不良影响很大并且持续时间很长,每次的心肌缺血都会导致心肌细胞的顿抑和冬眠,影响心脏功能会达数小时之久,因此,需要到正规医院心内科就诊。老年人平时要注意生活方式的调整,清淡饮食,一次进食不宜过饱,防寒保暖,戒烟限酒,调整日常生活与工作量,保持心情舒畅。

49. 什么是急性心肌梗死?

急性心肌梗死是指急性心肌缺血性坏死,在冠状动脉病变的基础上,发生冠状动脉血供急剧减少或中断,使相应心肌严重而持久地急性缺血。同时伴发心律失常、休克或心力衰竭,属急性冠脉综合征的严重类型,可危及生命。

50. 老年人急性心肌梗死有哪些表现?

老年人急性心肌梗死通常有以下表现:① 典型表现为持续性的(超过15 min)胸痛,或胸部有紧缩、压榨感。② 老年人的临床症状可不典型,有报道发现20%—30%患者症状常以发作性的呼吸困难、左心衰竭、肺水肿为首发症状,或表现为原因不明的低血压、心律失常,也有患者以突然昏迷、晕厥、抽搐等脑血管症状为主要表现,也有起病表现为上腹痛、恶心、呕吐,疑为胃肠道疾病,另外还有不典型的疼痛,如牙痛、后背痛、手臂麻木等。③ 冠心病患者胸痛发作时出现原本没有过的新表现,如恶心、呕吐、大汗等。④ 心肌梗死容易并发恶性心律失常、心力衰竭、低血压、心源性休克等,导致呼吸心搏骤停、意识丧失。

51. 老年人日常生活中发生了急性心肌梗死如何处理?

发生了急性心肌梗死,老年人可以这样做:① 立即拨打120。② 情绪不要激动,缓慢深呼吸,尽量卧床休息,并注意避免摔倒。③ 不要乱服用药物。自我感觉头晕、大汗淋漓等,一定不要盲目服药,有些急性心肌梗死会出现低血压,如有条件需测量血压。④ 阿司匹林、氯吡格雷等防止血栓的药物,需在专业人士指导下服用。周围人可以这样施救:一旦患者发生心脏骤停,数秒钟内患者会出现意识丧失(没有反应),60 s呼吸逐渐停止,4 min就会出现脑细胞死亡,因此心搏骤停后的4 min是急救的黄金时间,应及时进行有效的心肺复苏,这非常重要,直至有专业的医护人员赶到,家属一定要信任医生,并积极配合医生的工作,尽快救治。

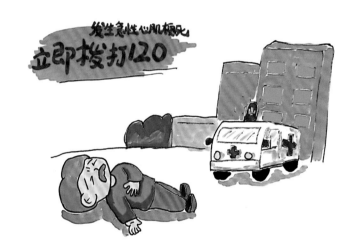

52. 什么是心力衰竭?

心力衰竭简称心衰,是由多种原因导致心脏结构或功能的异常改变,是心室收缩和(或)舒张功能发生障碍,从而引起的一组复杂临床综合征,其主要表现为呼吸困难、疲乏和液体潴留(肺淤血和体循环淤血)等。心衰是老年人最常见的心血管疾病之一。

53. 哪些原因会导致心力衰竭?

高血压、冠心病、心脏瓣膜病和原发性心肌损害是引起老年人心衰常见的病因,可以多病因共存共同致病。除心血管疾病外,非心血管疾病如急性肾衰竭、输液过多过快、肿瘤放疗或化疗等也可导致心衰。对于原本有基础心脏病的老年人,其心衰症状往往由一些增加心脏负荷的因素诱发,常见的诱发心衰的原因有:① 感染。老年人抵抗力下降,各种感染特别是呼吸道感染是最常见、最重要的诱因。② 心律失常。各种类型的心律失常可降低心排血量,诱发心衰。③ 血容量增加。如摄入钠盐过多,静脉输入液体过多、过快。④ 过度体力劳累或情绪激动。⑤ 肺栓塞。⑥ 原有心脏病变加重或并发其他疾病。

54. 如何判断心力衰竭的程度?

纽约心脏病协会(NYHA)按心衰症状影响活动的程度将心功能的受损状况分为4级,用于判断急、慢性心衰的严重程度。① Ⅰ级:活动不受限。日常体力活动不引起明显的气促、疲乏或心悸。② Ⅱ级:活动轻度受限。休息时无症状,日常活动可引起明显的气促、疲乏或心悸。③ Ⅲ级:活动明显受限。休息时无症状,轻于日常活动可引起显著的气促、疲乏、心悸。④ Ⅳ级:休息时也有症状,任何体力活动均会引起不适。如无须静脉给药,可在室内或床边活动者为Ⅳa级;不能下床并需静脉给药支持者为Ⅳb级。

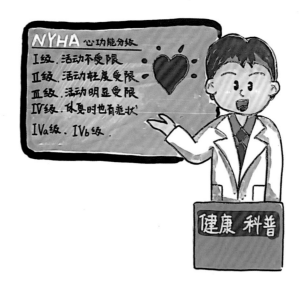

55. 老年人心力衰竭的表现有哪些?

老年人心力衰竭的表现:

(1) 左心衰竭。左心衰竭由左心室代偿功能不全所致,以肺循环淤血及心排血量降低为主要表现,临床上较为常见。主要症状:① 不同程度的呼吸困难:劳力性呼吸困难、端坐呼吸、夜间阵发性呼吸困难、急性肺水肿。② 咳嗽、咳痰、咯血。③ 乏力、疲倦、头晕、心慌等。

(2) 右心衰竭。主要见于肺源性心脏病及某些先天性心脏病,以体循环淤血为主要表现。主要症状:① 消化道症状:胃肠道及肝淤血引起的腹胀、食欲缺乏、恶心、呕吐等。② 呼吸困难:分流型先天性心脏病或肺部疾病所致。③ 全心衰竭:由左心衰竭继发右心衰竭形成,因此同时存在左心衰竭和右心衰竭的症状。

56. 老年人常用的心衰治疗药物是如何发挥作用的?

我们的心脏就好比一头驴子,心脏泵血时所承受的前、后负荷就好比是这头驴子所拉的货物;而心衰就好比一头已经患病的驴子拉着货物上山,会出现力不从心、气喘吁吁的症状。① 血管紧张素转换酶抑制剂(ACEI):通过抑制RASS系统激活,改善心肌重构,作用好比让驴子心脏更强壮。② β-受体阻滞剂:可抑制交感神经的过度兴奋,作用好比让驴子走慢些。③ 强心苷:可增强心肌收缩力,作用好比给驴子抽上几鞭子。④ 利尿剂:可以减轻肺淤血、腹水、外周水肿等,作用好比卸下一些货物。⑤ 非药物治疗:好比给生病的驴子装上轮滑,让驴子走起来更轻松。

57. 老年心力衰竭患者饮食上应注意什么?

老年心力衰竭患者的饮食应注意适当营养支持,多数老年人消化功能存在一定程度的衰退,发生心衰时胃肠淤血,容易造成胃肠功能紊乱、营养吸收障碍,加重心衰形成恶性循环,日常应选择低盐、优质蛋白饮食,适量补充维生素,少食多餐,避免食用刺激性食物。

58. 老年心力衰竭患者怎么控制摄入量和排出量?

心衰会导致身体内的水钠潴留,即过多的水分留在心脏;反之,水钠潴留又会促进心衰症状的出现。

要注意监测体重,控制水钠摄入,限钠(<3 g/天)有助于控制心功能Ⅲ—Ⅳ级心衰患者的淤血症状和体征;心衰急性发作伴有容量负荷过重的患者,要限制钠摄入(<2 g/天);轻中度患者常规限制液体摄入并无益处。

心衰患者可以准备一个有刻度的水杯和一个量杯,精确计算每天饮入的液体量和排出的水分(主要是尿量)。心衰患者每天喝水一般限制在1.5—2.0 L,严重低钠血症(<130 mmol/L)者限制水分摄入(<2 L/天)。每天保持出入量负平衡约500 mL,也就是说每天喝水1500 mL,排出2000 mL左右是合适的,喝水的时候要一口一口慢慢咽,不觉得渴了就不喝了。

59. 老年慢性心力衰竭患者如何运动?

老年心衰患者应适当休息,控制体力活动,避免精神刺激;失代偿期需卧床休息,可做被动运动,防止长期卧床导致肌肉萎缩、压疮、下肢静脉血栓形成等,心功能改善后鼓励心衰患者主动运动,从床边小坐开始逐步增加限制性有氧运动,如散步等。适当运动不仅可以增强肌肉力量、提升心肺储备功能、避免压疮等并发症,还能延缓心力衰竭的进展。

运动中应注意:① 运动量渐增。心衰急性发作期时应以休息为主,病情稳定后,就可以适当运动了,开始可在家人的陪同下做一些室内运动,如散步,如果可以耐受,可移至室外运动,散步距离可逐渐增加。② 运动强度不宜过大,特别是一些显著升高血压、增快心率的运动和爆发性运动,如跑步、提重物、抱小孩等。③ 个体化的运动。根据个体情况选择合适的运动种类和运动时间。运动过程中要注意监测症状变化,如有不适,需要及时停止运动并充分休息。

60. 什么是主动脉夹层? 老年人发生主动脉夹层有哪些表现? 主动脉夹层可以预防吗?

主动脉夹层是主动脉夹层动脉瘤的简称,指主动脉内壁与部分中层裂开,血液进入裂开间隙,形成血肿并向远端延伸扩大,死亡率极高,首先表现为突发剧烈疼痛,位置在前胸、后背或腰腹部,呈撕裂样;其次表现为急性主动脉夹层压迫和阻塞主动脉分支,常见为气促、气急、心绞痛和心肌梗死,如瘤体破裂会出现失血性休克、晕厥甚至昏迷等症状。

对老年人来说,胸主动脉夹层发生的原因归纳起来包括两方面:一是血压高了,二是血管质量差了。血压高了,控制不好,或者说血压水平波动很大,容易发生主动脉夹层。血管质量差,有先天因素如马方综合征,先天性血管发育不良,容易破裂;也有后天因素,如动脉斑块或粥样硬化,容易发生主动脉夹层。所以患有先天性疾病的患者建议早做检查,防患于未然。而针对后天因素,我们可以通过改变不良的生活习惯如戒烟、清淡饮食、减肥等行为疗法,以及药物疗法如服用降压药物、调脂药物来预防动脉粥样硬化和控制高血压,保持血压平稳。

有高危因素和家族史的人群,建议接受早期筛查。主动脉CT扫描或磁共振主动脉造影检查有确诊价值。

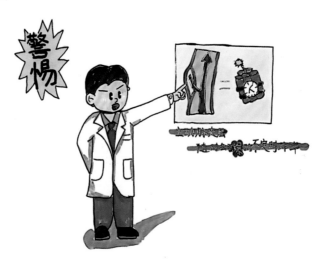

61. 为什么老年高血压患者突发剧烈胸痛可能会危及生命?

主动脉夹层被称为一颗"随时会引爆的不定时炸弹",病情重且发展快,死亡率极高! 很多人知道心梗、脑梗死等心脑血管疾病很要命,但很少人知道主动脉夹层比这些病更凶险。

主动脉夹层最大的危险便是猝死,如果是急性发作没有得到及时救助,48小时之内的死亡率非常高,随时可能因为血管破裂而死。主动脉夹层一旦发作十分凶险,如果不及时救治,随着夹层的不断撕裂,症状会越来越严重,累及的器官也会更多,由此带来的后果是丧失最佳救治时机,给疾病预后带来一定困难。专家建议,一旦出现不明原因剧烈胸背痛或腰腹痛,尤其是有主动脉夹层家族史者或原本就患有高血压者,要及时就诊。

62. 主动脉夹层患者突发剧烈胸痛,就诊时应该注意什么?

主动脉夹层起病急、进展快,有资料表明部分患者未到达医院就已经死亡,院前死亡率高达21%,所以正确的院前处理和就诊非常重要。

老年人一旦发生剧烈胸痛,应做好以下几点,及时就诊:① 有典型胸背部撕裂样剧烈疼痛患者,发病后应立即拨打120并平躺等待救治,不建议采取步行、乘私家车等方式转运。② 不能随意搬动患者,保证患者处于平卧状态。③ 尽快送到有一定救治能力的医院,最好具有胸痛救治中心或者设置有胸外科的医院。④ 患者发病时会感觉极度疼痛、痛苦,有濒死感,应避免情绪波动,避免夹层进一步撕裂。⑤ 如果自测血压高,可以先行服用降压药,通过降压的方式降低对血管壁的压力,延缓病程的进展,但不提倡发病后选择自行在家服药、休息以等待症状缓解的应对方式。⑥ 暂时停止进食,因为一旦确诊很有可能会急诊手术。⑦ 携带所有就诊资料。

63. 老年人胸闷是怎么回事?

当一位患者主诉"胸闷",或者"气短""憋气""气不够用""吸气吸不到底""呼吸急促,浅快""呼吸粗重"等,转化到医生的专业语境中,都代表"呼吸困难"。当然,从实际的严重程度上来说,的确不是都很"困难",有时只是呼吸不适的感觉。

呼吸的过程可不只是吸气和呼气的动作,还包括了很多环节,除了大家都能想到的口鼻、气道、肺部,还有心脏、血液、推动呼吸运动的骨骼肌肉以及全身消耗氧气的每一个细胞都参与其中,并且还需要大脑和神经系统协调控制整个呼吸的过程。呼吸困难是一种主观的呼吸不适感,呼吸过程中的各个环节出现问题,都有可能引起呼吸困难。

64. 为什么要重视老年人胸闷的问题？老年人胸闷有哪些常见原因？

由于老年人常常带有一定基础疾病，引起胸闷气短的原因很多，常常需要借助专业的体测设备才能准确定位病因。

需要注意的是，胸闷、气短极有可能是心肺病变的早期症状，必须引起足够重视，及时排查。不少老人突发心梗的前期，常常就伴随胸闷症状。若能及时发现病因并对症治疗，就能防范很多危及生命的疾病，防患于未然。

老年人胸闷常见于以下几大类问题：

（1）与呼吸道相关的问题，包括上呼吸道疾病，如感冒、鼻窦炎、鼻炎等；下呼吸道疾病，如哮喘、慢性阻塞性肺疾病，或者气道内存在异物、肿瘤等；胸膜出现异常，比如气胸、胸腔积液；神经肌肉相关的疾病，如重症肌无力、肌炎、渐冻症、脊柱侧弯；各种病原体引起的肺部感染、肺部肿瘤、肺气肿以及间质性肺疾病；累及肺部血管的疾病，如肺栓塞、肺动脉高压等。

（2）与心血管相关的问题：所有影响到心脏动力的疾病，都可以出现胸闷、气短等呼吸困难症状，如冠心病、心衰等。

（3）与代谢/血压相关的问题，如严重贫血、糖尿病酮症酸中毒、尿毒症等。

（4）肥胖。

（5）一些与情绪相关的心理问题，如惊恐、焦虑、抑郁、愤恨及创伤后应激等，都有可能诱发过度通气，表现出"气不够用""胸闷"等症状，其实并没有前面叙述的原因，但有些人的表现会看起来很严重。

65. 老年人胸闷气短是否要立即就医？就医应注意哪些事项？

很多人都有胸闷的经历，如果是偶尔一两次发作可能没关系，但是总是胸闷的话就需要想办法解决。胸闷的患者可以多喝一些温开水，保证房间空气流通，调整自己的心态，放松心情；如果是中暑导致的需要及时消暑，如果无法缓解或者本身就有原发病，就需要及时去医院就医。尤其是突然发作（在几个小时内）出现严重的呼吸困难，通常需要尽快去医院就诊。尤其是出现下列情况时，一定要尽快赴急诊就诊及评估：胸闷伴有心率快、有明显心慌的感觉；呼吸快、呼吸困难、喘息而难以说完整句话；喘鸣（喘息时有吹哨样声音）；大量出汗以及口唇发绀（发紫），或者同时伴有其他症状如胸痛等。因为以上症状意味着有可能是严重的呼吸系统疾病或者心血管疾病的发作（如慢性阻塞性肺疾病、肺栓塞、冠心病等），不要错过救治的时间。

66. 什么是慢性阻塞性肺疾病？怎样预防慢性阻塞性肺疾病反复急性发作？

慢性阻塞性肺疾病(COPD)患者应避免吸入烟、尘，要坚持不懈开展有效的康复锻炼，嘱患者做到生活有规律、劳逸结合，气候骤变时注意保暖、预防感冒，注射流感疫苗或肺炎链球菌疫苗，提高免疫力，一旦出现呼吸道感染应及早治疗。加强营养，适当开展体育锻炼，增强身体素质，预防疾病复发，定期门诊随访。

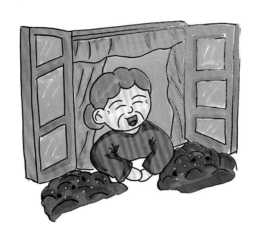

67. 得了慢性阻塞性肺疾病，医生让患者吸氧甚至让患者在家长期吸氧，这样会不会成瘾？

长期家庭氧疗(LTOT)是慢性阻塞性肺疾病患者稳定期重要的治疗措施之一，可以改善或纠正患者低氧血症，且有利于改善呼吸困难，提高患者生存率。

英国国家卫生与临床优化研究所(NICE)建议，对于正在接受最佳医疗管理且病情稳定的COPD患者，应至少间隔3周，通过2次动脉血气检测结果来评估是否需要长期家庭氧疗。

推荐对存在以下情况的患者进行长期氧疗：处于疾病稳定期，在静息、呼吸空气的状态 $PaO_2 \leqslant 55$ mmHg 或 $SaO_2 \leqslant 88\%$，无论有或无高碳酸血症；在静息、呼吸空气的状态 PaO_2 为 55—60 mmHg 或 $SaO_2 \leqslant 89\%$，并伴有肺动脉高压、心力衰竭水肿或继发性红细胞增多症(血细胞比容 > 0.55)。总之，慢性阻塞性肺疾病患者吸氧不会成瘾，吸氧能促进慢性阻塞性肺疾病患者的康复。

68. 老年慢性阻塞性肺疾病患者在家吸氧一天要吸多长时间？

目前老年慢性阻塞性肺疾病患者家庭氧疗(在家吸氧)的时长至少为15 h/天，并尽可能多地延长氧疗时间。慢性阻塞性肺疾病患者吸氧浓度最好选用 27%—29% 氧浓度，进行长期低流量(流量1.5—2 L/min)家庭氧疗。

69. 老年慢性阻塞性肺疾病患者在家吸氧需要注意哪些事项？

老年慢性阻塞性肺疾病患者在家吸氧需要注意：① 保持氧气管的通畅，防管路折叠、扭曲及脱落。② 吸氧流量：1.5—2 L/min。③ 吸氧时间：建议每天大于 15 h。④ 氧气湿化液每日更换，吸氧管每周更换 2—3 次。⑤ 氧气湿化液可以使用纯净水，最佳选择为灭菌注射用水。⑥ 用氧安全：氧气装置（包括氧气筒和制氧机）要妥善固定，防止倾倒和碰撞并且防止震动、远离明火、远离热源、防油。⑦ 氧气管头端保持清洁，可以用干净毛巾擦拭。⑧ 吸氧时应先调节氧流量再戴上氧气管，避免氧气流量过大冲击气道引起不适，甚至造成气压伤。⑨ 制氧机应放置在阴凉通风处。

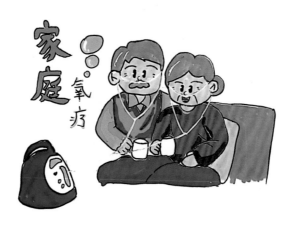

84

70. 医生让老人长期应用吸入剂治疗慢性阻塞性肺疾病，长期使用激素有副作用吗？

慢性阻塞性肺疾病患者以气道慢性炎症为特征，国内外近年来针对慢性阻塞性肺疾病治疗的药物应用进展以糖皮质激素的应用最为突出，急性期和稳定期均应按医嘱规范吸入激素治疗，此项治疗是慢性阻塞性肺疾病患者重要的有效的治疗手段。常用剂量下所出现的个别不良反应大多因药物在口咽部和上呼吸道沉积所引起，极少引起全身性不良反应。因此，相对于吸入糖皮质激素带来的益处，在一定剂量范围内有些不良反应还是可以接受的。

71. 慢性阻塞性肺疾病急性发作会有哪些表现？

慢性阻塞性肺疾病急性期的主要症状是气促加重，常伴有喘息、胸闷、咳嗽加剧、痰量增加、痰液颜色和（或）黏度改变以及发热等。此外，可出现心动过速、呼吸急促、全身不适、失眠、嗜睡、疲乏、抑郁和精神紊乱等非特异性症状。当患者出现运动耐力下降、发热和（或）胸部 X 线影像学异常时可能为慢性阻塞性肺疾病症状加重的征兆。痰量增加及出现脓性痰常提示细菌感染。

72. 慢性阻塞性肺疾病急性发作应怎么做?

慢性阻塞性肺疾病患者或家属应特别注意了解本次病情加重或新症状出现的时间,气促、咳嗽的严重程度和频度,痰量和痰液颜色,日常活动的受限程度,是否曾出现过水肿及其持续时间,既往加重时的情况和是否住院治疗,以及目前的治疗方案等。本次加重期实验室检查结果与既往结果对比可提供极为重要的信息,这些指标的急性改变较其绝对值更为重要。对于慢性阻塞性肺疾病急性患者,神志变化是病情恶化和危重的指标,一旦出现需及时送医院救治。

73. 慢性阻塞性肺疾病患者家里应该备有哪些重要物品?

慢性阻塞性肺疾病患者家里应该准备:① 吸氧装置,长期家庭氧疗(LTHOT)作为缓解慢性阻塞性肺疾病病情进展和改善患者预后的主要治疗方法,得到了越来越多患者的接受和使用。氧疗过程中患者对长期家庭氧疗的正确使用是影响氧疗效果的关键。② 无创呼吸机:无创呼吸机是一种仅仅通过面罩连接就可以使用的呼吸机。这种呼吸机简单易用,容易维护,使用长期家庭无创呼吸机可有效缓解患者呼吸肌疲劳,改善患者呼吸困难,缩短住院时间,减少住院次数、平均急性病发作次数,减少住院费用,降低插管率。老年慢性阻塞性肺疾病患者常合并有睡眠呼吸暂停综合征,氧饱和度下降时,单纯氧疗可改善低氧血症,但会增加二氧化碳分压,使用呼吸机治疗,能改善患者生活及睡眠质量。③ 常备药物:北京朝阳医院呼吸科副主任医师张鸿表示,就像许多其他的慢性病一样,慢性阻塞性肺疾病患者肺功能的减退和全身性的损害都是不可逆转的,目前尚没有根治这些慢性病的手段和药物,因此慢性阻塞性肺疾病也是不能彻底治愈的。所以,治疗慢性阻塞性肺疾病的药物也要像降压药物、降糖药物一样长期应用。控制慢性阻塞性肺疾病,合理用药非常关键。在医生的指导下通过药物治疗可以预防和改善慢性阻塞性肺疾病的相关症状,减少急性加重病症的发作次数和严重程度,改善健康状态,提高运动耐力。常用的药物包括:支气管扩张剂,包括抗胆碱能药物(噻托溴铵、异丙托溴铵等)、β_2受体激动剂(沙丁胺醇、福莫特罗、沙美特罗、茚达特罗等)、甲基黄嘌呤类药物(茶碱);糖皮质激素,一般是使用吸入制剂,当急性加重时也可短期全身使用用糖皮质激素。

74. 患者本身稍动就喘,医生为什么还让患者进行呼吸训练和运动训练,这样不是喘得更厉害吗?

慢性阻塞性肺疾病患者症状就是稍动即喘,但如果就此不动甚至就此长期卧床,全身肌肉会出现萎缩,并加重肺部感染,所以慢性阻塞性肺疾病患者需要根据医生给予的康复运动方案进行适合自己的循序渐进的呼吸训练和全身运动训练。

整个训练期间,均允许吸氧,并要注意训练过程中的安全性和有效性。呼吸康复运动主要目的是提升患者的运动耐力和生存质量,减轻呼吸困难症状,同时能降低患者的病死率。

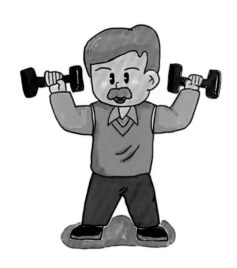

75. 什么是呼吸康复?

呼吸康复即肺康复,已被全球慢性阻塞性肺疾病倡议(GOLD)推荐为慢性阻塞性肺疾病患者的一种有益的非药物干预。它是一种多学科合作综合的干预措施,基础是对患者进行彻底的评估,随后是对患者的治疗,目的是改善慢性呼吸道疾病患者的身体和心理状况,并使患者长期坚持促进健康的行为。综合性肺康复包括运动训练、呼吸肌训练、长期家庭氧疗、营养支持、健康教育、心理与行为干预措施,已经逐渐成为慢性阻塞性肺疾病患者最常用且有效的非药物治疗手段。

76. 呼吸康复目的是什么?

呼吸康复的目的在于减轻呼吸疾患的症状、增强日常生活能力和社会参与性、缓解心理焦虑、提高生活质量,减少再入院率和花费,帮助患者回归家庭和社会。

77. 呼吸康复包括哪些内容?

呼吸康复技术包括不依赖设备的运动训练、手法排痰和体位引流、主动循环呼吸技术、自主引流,依赖设备的呼气正压/振荡呼气正压治疗、高频胸壁振荡;还包括应用呼吸支持技术的康复内容,如氧疗、高流量氧疗、无创通气,以及营养筛查与评估、心理干预、自我管理教育和日常生活指导。

78. 锻炼呼吸肌肉有哪些方法?

锻炼呼吸肌肉的方法有:① 增强吸气肌。用抗阻呼吸器(使用具有不同直径的内管来调节阻力)使自身在吸气时产生阻力,呼气时没有阻力。开始每次练习3—5 min,一天 3—5 次,以后增加至 20—30 min。② 增强腹肌:患者取仰卧位,腹部放置沙袋做挺腹练习,开始时使用 1.5—2.5 kg 的沙袋,以后可逐步增至 5—10 kg,每次练习 5 min;也可仰卧位反复进行两下肢向胸部的屈髋屈膝动作,以增强腹肌。

79. 缩唇呼吸怎么做?

缩唇呼吸的技巧是通过缩唇形成的微弱阻力来延长呼气时间,增加气道压力,延缓气道塌陷。患者闭嘴经鼻吸气,然后通过缩唇(吹口哨样)缓慢呼气,同时收缩腹部。吸气与呼气时间比为1:2或1:3。缩唇的程度与呼气流量以能使距口唇15—20 cm处、与口唇等高水平的蜡烛火焰随气流倾斜又不至于熄灭为宜。

80. 腹式呼吸怎么做?

患者可取立位、平卧位或半卧位,两手分别放于前胸部和上腹部。用鼻缓慢吸气时,膈肌最大程度下降,腹肌松弛,腹部凸出,手感到腹部向上抬起。呼气时经口呼出,腹肌收缩,膈肌松弛,膈肌随腹腔内压增加而上抬,推动肺部气体排出,手感到腹部下降。

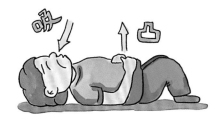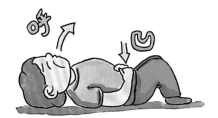

81. 什么叫有阻力地呼气?

这是指在呼气时施加阻力的呼吸训练方法,以适当增加气道阻力,减轻或防止病变部位小气道在呼气时过早闭合,从而达到改善通气和换气、减少肺内残气量的目的。

(1) 腹肌训练:腹肌是最主要的呼气肌。

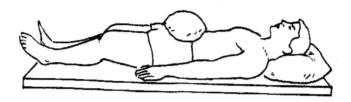

A. 下腹部放一重2—5 kg的沙袋,吸气时努力将下腹部挺起,对抗沙袋的压力。

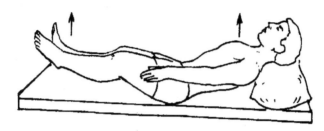

B. 上身和下肢抬起,保持数秒至数十秒,然后放松。反复进行。完成仰卧起坐的动作也可以。

(2)吹蜡烛法:将点燃的蜡烛放在口前10 cm处,吸气后用力吹蜡烛,使蜡烛飘动。

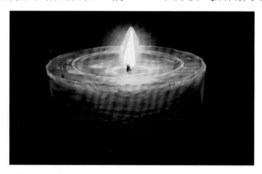

(3)吹瓶法:用两个有刻度的玻璃瓶,瓶的容积为2000 mL,各装入1000 mL水。将两个瓶用胶管或玻璃管连接,在其中的一个瓶插入吹气用的玻璃管或胶管,另一个瓶插入一个排气管。训练时用吹气管吹气,使另一个瓶的液面提高30 mm左右。休息片刻可反复进行。3—5 min / 次,3—4次 / 天。

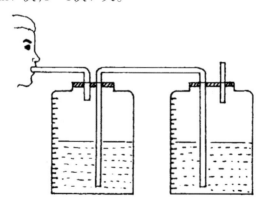

82. 哪些锻炼方式可以锻炼全身肌肉?

全身运动锻炼可以运动全身肌肉,包括以上肢为主的运动,以及以下肢为主的运动。全身锻炼可增加机体活动量和心肺功能负荷,增加活动耐力。

83. 哪些动作可以帮助老年人排痰?

有呼吸系统疾病的老年人可以通过以下方法帮助排痰:① 深呼吸和有效咳嗽:适用于神志清醒并能咳嗽的患者。取舒适体位,先行5—6次深呼吸,然后于深吸气末保持张口状,连续咳嗽数次,将痰咳到咽部附近,再用力咳嗽将痰排出;或患者取坐位,双脚着地,双手环抱一枕头顶住腹部(促使膈肌上升),咳嗽时身体前倾,头颈屈曲,张口咳嗽将痰液排出。有助于气道远端分泌物的排出,保持呼吸道通畅。② 湿化和雾化疗法:湿化疗法是要达到湿化气道、稀释痰液的目的,适用于痰液黏稠和排痰困难者,常用蒸气吸入或超声雾化吸入,气管切开者可于插管内滴液,达到湿化气道、稀释痰液的目的。③ 胸部叩击与胸壁震荡:适用于久病体弱、长期卧床、排痰无力者;患者取侧卧位,护士指关节微屈,手呈杯状,从肺底由外向内、由下向上轻拍胸壁,震动气道,边拍边鼓励患者咳嗽,以利痰液排出。禁用于未经引流的气胸、肋骨骨折、有病理性骨折史、咯血及低血压、肺水肿等患者。④ 体位引流:体位引流是利用重力作用使肺、支气管内分泌物排出体外,又称重力引流。适用于肺气肿、支气管扩张等有大量痰液而排出不畅时;禁用于呼吸功能不全、有明显呼吸困难和发绀者,近1—2周内曾有大咯血史,严重心血管疾病或年老体弱而不能耐受者。⑤ 机械吸痰:适用于无力咳出黏稠痰液、意识不清或排痰困难者,吸痰时严格执行无菌操作,吸痰时间不超过15 s。

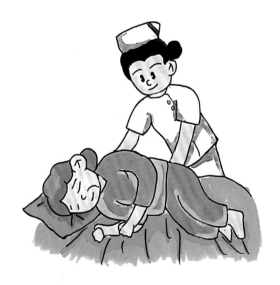

84. 怎样咳嗽叫有效咳嗽?

有效咳嗽可以帮助老年人清除呼吸道分泌物,保持呼吸道通畅,改善通气。如晨起时咳嗽,排出夜间聚积在肺内的痰液,就寝前咳嗽排痰有利于患者的睡眠。咳嗽时,患者取坐位,头略前倾,双肩放松,屈膝,前臂垫枕,如有可能应使双足着地,有利于胸腔的扩展,增加咳痰的有效性。缓慢进行深呼吸5到6次,于深吸气末屏气3—5 s,继而轻微咳嗽数次,使痰液到咽部附近,再用力爆破性咳出痰液。咳痰后恢复坐位,进行放松性深呼吸。

85.卧床患者如何进行呼吸康复?

卧床患者可以进行床上呼吸训练和运动康复。呼吸训练:缩唇呼吸、腹式呼吸、有效咳嗽;运动训练:床上呼吸操、郑氏卧位康复操(拉伸起坐、桥式运动、空中踩车)。

86. 卧床患者如何排痰?

卧床患者可通过以下措施进行排痰:① 适当多饮水,饮食以清淡为主;避免着凉,预防感冒。② 经常改变身体位置,定时拍背,特别是早晚患者阵咳前,鼓励患者做深呼吸,以便将痰咳出。③ 蒸气吸入,将开水倒入茶杯或装有菊花、青果、胖大海等中药的茶缸中,口对杯中吸入热蒸气,每次15—30 min,每日2—4次,可湿润咽喉,稀释痰液,有利排痰。④ 简易吸痰器适于痰液壅盛时,用一根较粗的消毒导尿管接在100 mL的注射器上,将导尿管一端插入患者口腔深部,吸出痰液。另置一碗清水,随时冲洗导尿管,以防止黏痰堵塞。如突然黏痰堵塞、影响呼吸,要分秒必争,立即用手绢或纱布包住食指,伸向患者咽部,掏出痰液;或口对口吸出痰液。

87. 吸入性肺炎是怎么回事?

吸入性肺炎是指吸入异物或口咽分泌物移位进入下呼吸道而导致的肺部炎症,最常见的吸入物是口咽分泌物、胃内容物等,主要发生于伴吞咽功能障碍的年老体弱者。患者表现咳嗽、气促、发热等症状,严重者可出现呼吸困难,甚至呼吸衰竭。

88. 如何防止老年人反复发生吸入性肺炎?

吸入性肺炎多发生于吞咽功能障碍的老人、认知功能欠佳的婴幼儿。针对上述高危人群,以预防为主。当怀疑存在吸入性肺炎时,应该积极治疗,早期干预,提高痊愈率。① 患者方面,预防吸入性肺炎首先戒烟、避免酗酒,保持良好的生活习惯,健康饮食、多运动,增强抵抗力。多喝水或者使用加湿器,可以稀释肺部黏液,以利于黏液咳出。保持口腔卫生,降低口咽部的细菌数量,防止再次误吸时造成肺部细菌感染。积极进行早期的身体功能训练和练习吞咽运动,可以帮助恢复吞咽功能,防止吸入性肺炎的发生。② 家属方面,给患者喂食,应小量、多次、有耐心。定时给长期卧床患者进行翻身、叩背。如果进食的时候发生呛咳,即存在引起吸入性肺炎的可能,尤其年老体弱者,应细嚼慢咽避免呛咳。伴有吞咽功能障碍的患者,尤其采用鼻饲喂养的患者,抬高床头,应少量多次喂养,避免胃内容物反流,引起误吸及吸入性肺炎。

89. 什么是消化性溃疡？引起消化性溃疡的原因有哪些？

消化性溃疡指胃肠道黏膜被自身消化而形成的溃疡，可发生于食管、胃、十二指肠、胃-空肠吻合口附近。常见的引起消化性溃疡的原因有：① 幽门螺杆菌感染。② 药物因素。长期服用非甾体类抗炎药、糖皮质激素、氯吡格雷、化疗药物等药物的患者易发生溃疡。③ 胃酸和胃蛋白酶。当胃液 pH 在 4 以上时，胃蛋白酶便失去活性，因此胃酸是溃疡形成的直接原因。④ 其他因素。吸烟、遗传作用、胃十二指肠运动异常、应激。

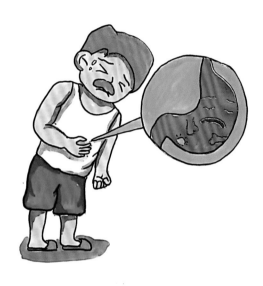

90. 老年消化性溃疡患者如何饮食？

对于消化性溃疡的老年人，应注意进餐方式、食物的选择。

（1）进餐方式：有规律地定时进餐，在溃疡活动期应少食多餐，每天进餐4—5次，避免两餐之间进食零食和睡前进食，一旦症状得到控制，尽快恢复正常的进食规律，饮食不宜过饱，进餐时注意细嚼慢咽，避免吃饭过急。

（2）食物选择：选择营养丰富、易消化的食物。除症状较重者，一般无须规定特殊食谱，症状较重者以面食为主，不习惯面食者则以软米饭或米粥替代。两餐时间适当摄取牛奶，避免机械性刺激强的食物，如生、冷、硬的食物及洋葱、韭菜、芹菜等粗纤维多的蔬菜、水果，避免化学性刺激强的食物及饮品，如浓肉汤、浓茶、辣椒、醋等。定期测量体重。监测血清蛋白和血红蛋白等营养指标。

91. 预防胃癌，老年人日常生活应该注意什么？

预防胃癌日常养成好习惯很重要，尤其应注意以下几点：① 多吃新鲜天然的食物，少吃加工食品，尤其是加工休闲零食。② 食物清淡，低盐少调料，少吃过冷、过热、过硬、辛辣刺激、油炸、熏制、腌制食物。③ 选择易消化的食物,细嚼慢咽,食物经过充分咀嚼后再咽下。④ 有慢性胃病的患者要多吃粥、面条等松软、易消化的食物。⑤ 放松心情,减轻压力。⑥ 及时根除幽门螺杆菌。⑦ 戒烟限酒,改善生活作息习惯。⑧ 患有胃病者,要积极治疗。⑨ 40岁以后每隔1—2年做一次胃镜检查。

92. 如何体检能早期发现胃癌?

国家胃癌协作组对400例早期胃癌患者进行临床分析后发现,胃癌早期信号主要有上腹部疼痛(83.3%)、食欲减退(40%)、胃部胀闷(3%)、呕酸(38%)、上腹部不适(36%)、消瘦(36%)等。这些症状和普通胃病没什么差别,稍不留心,就会延误发现和治疗。所以,当出现以下一些信号时,警惕胃癌来敲门:明显消瘦,贫血,嗳气,腹胀,食欲减退,呕血,黑便,大便潜血阳性,腹部出现固定包块、疼痛性质的改变。此时就要高度警惕,及时到医院进行必要的检查。

临床上有多种方法用于胃癌的诊断,常用的筛查方法包括:胃镜、胃肠钡餐X线造影、CT检查、胃蛋白酶原(PG)检测、血清胃泌素17检测等。胃镜联合活体组织病理学检查是目前诊断胃癌的首选方法。

胃癌高危人群有:长期进食腌制、熏制、烧烤、煎炸、高盐食物者;长期吸烟、饮酒者;长期饮食、作息不规律者;熬夜、精神压力大、焦虑者;长期从事化工工作者,如橡胶厂工人等;有家族肿瘤病史者;有萎缩性胃炎、胃息肉、胃溃疡、肠化生、不典型增生等慢性胃病者,如果经常出现胃部症状,建议定期做胃镜检查,以尽早发现或排除早期胃癌;幽门螺杆菌感染阳性者。

93. 什么是肠梗阻? 老年人发生肠梗阻的常见原因有哪些?

肠梗阻是外科常见的急腹症,按病因可以分为机械性肠梗阻、动力性肠梗阻、血运性肠梗阻。肠梗阻病因不同,引起的临床表现及全身病理变化也不一致。肠梗阻是一种复杂的疾病,老年性肠梗阻的病因亦有如上三种,但是老年患者作为特殊人群,其病因谱与一般成人肠梗阻有所差异。

机械性肠梗阻是临床中最常见的类型,其是因为机械性因素导致肠腔狭窄、闭塞,而引起肠内容物不能通过。老年人机械性肠梗阻的发病原因复杂、多变,肠道肿瘤是导致老年性肠梗阻的首要原因,其次分别为肠粘连、腹部疝、肠扭转、肠套叠、粪石、胆石及寄生虫等异物填塞肠腔等原因。

动力性肠梗阻常见于急性弥漫性腹膜炎、低钾血症、细菌感染、术后、肠功能紊乱等。血运性肠梗阻多因肠系膜动脉急性缺血引起,相对少见。

94. 老年人发生哪些症状应该警惕肠癌？

大肠癌越早发现，其预后就越好，5年生存率较高，只要配合积极治疗，患者能获得90％的根治率。所以早发现、早诊治，尤其是及早预防大肠癌的发生非常必要。出现以下症状要特别警惕大肠癌的发生：① 不明原因的腹痛。疼痛位置常不确切，为持续性隐痛或仅为腹部不适或腹胀感，甚至出现明显的腹痛、腹胀、排便困难等症状。② 大便性状的改变和大便习惯改变。排便次数增多，腹泻，便秘，排血性、脓性或黏液性粪便，大便变细、变长，便前肛门下坠、里急后重，有排便不尽感。③ 腹部肿块。右下腹或左侧腹部摸到肿块，有可能有一定活动度，也有可能是固定压痛的肿块。④ 不明原因的贫血、消瘦。

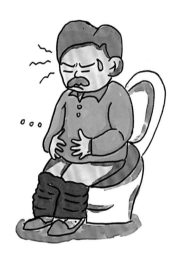

95. 预防肠癌如何早期筛查，应该检查哪些项目？

防患于未然，预防肠癌应从早发现开始，对于没有家族遗传病史的高危人群，应从40岁左右开始进行大肠癌的检查，3—5年为一个周期。而普通高危人群大肠癌的筛查通常自45岁以后开始，5—10年检查一次。对于有家族遗传史的人群应尽早去做大肠癌的筛查，根据有关检测和家族病史的情况来判断该人群有没有遗传的可能。没有遗传倾向的人群可以按照高危人群的检查方案进行定期筛查。

临床上常见的大肠癌早期筛查项目：

（1）直肠指检：正常情况下，超过一半以上的大肠癌均发生在直肠部位，并且80％的直肠癌处于中低位区域。因此，医生只需进行最简单明了的接触和观看便可诊断出肛肠疾病。通过对直肠肛门的指检就能发现肛周疾病，并对患者是否患有大肠癌做出初步诊断。

（2）粪便隐血试验：简便易行、经济、无痛苦的筛查大肠癌的方法，消化道出血的诊断有着重要意义。一些没有胃病病史的人们做粪便隐血试验检查时,其检查结果如果一直持续呈现阳性,最好再进行一下肠镜或胃镜的检查,排除患消化肿瘤的风险。

(3)肠镜检查:结肠镜及病理活检被认为是大肠癌诊断的金标准。一方面,肠镜检查可以准确无误地看到肠道的状况;另一方面,这项检查可以直观地钳取可疑病变进行病理学检测。对微小及早期直肠癌的发现和诊断起着重大作用。

96. 预防肠癌发生,日常生活中应该注意什么?

预防大肠癌的发生至关重要,主要方法是避免当下已知的可能导致大肠癌的各种因素:

(1)健康饮食。以低脂肪、低蛋白、高纤维素及粗制碳水化合物食物为主,多食用新鲜蔬菜、水果,以减少亚硝酸盐在体内生成,增加大便量,加速粪便的排泄,缩短致癌物质在肠道中的存留时间,这是预防大肠癌的重要措施。

(2)戒烟限酒。吸烟是大肠腺瘤的危险因素已经得到证实。目前研究认为,吸烟是大肠癌基因产生的刺激因素。酒精的摄入量与大肠癌的发生有着密切的关系,酒精也是形成大肠腺瘤的危险因素之一,减少酒精摄入量有利于预防大肠癌。

(3)积极治疗已患的肠道疾病。如大肠腺瘤、各种息肉、慢性肠炎(包括溃疡性结肠炎)、血吸虫病、慢性痢疾等。

(4)生活规律,少吃多动。多参加室外体育活动,可以增加结肠蠕动,有利于粪便及时排出。每餐只吃七八分饱,防止肥胖,尤其是腹型肥胖。研究发现,体力活动过少、过于肥胖是患大肠癌的危险因素。

97. 什么是肝癌?哪些原因容易引起肝癌?肝癌有哪些不舒服的表现?

肝癌是发生在肝脏的恶性肿瘤,可以是肝细胞发生的癌变,也可以是肝脏内的胆管细胞发生的癌变。

肝癌发生的原因目前尚不确定,大多认为与病毒性肝炎、肝硬化、黄曲霉毒素以及某些化学致癌物质和水土等因素有关,与饮酒、吸烟也有一定的关系。在中国,大约90%以上的肝癌是由慢性乙型肝炎、肝硬化所导致的。乙型肝炎—肝硬化—肝癌是我国原发性肝癌主要发生的三部曲。

肝癌早期一般缺乏典型的不舒服的表现,一旦出现了明显的不舒适,说明疾病大多进入中晚期。一般不舒服的表现可能会有右上腹肝区的疼痛、肝脏肿大、右上腹摸到肿块、整个人感到乏力、食欲减退、腹胀、消瘦甚至出现黄疸、腹水等肝功能不良的表现,这代表已经进入了肝癌的中晚期。因此,肝癌重点在于积极预防、早期发现、早期治疗。

98. 老年人如何早期发现肝癌？如何治疗？

肝癌的早期发现关键在于早期筛查和早期监测,老年人定期进行体检是非常必要的。早期筛查的主要指标包括血清甲胎蛋白(AFP)和肝脏的超声检查。对于老年人来说,具有乙肝病毒或丙肝病毒感染病史、长期酗酒并且有肝癌家族史的人群要视为高危人群。每隔半年要进行一次血清甲胎蛋白(AFP)的测定和肝脏超声检查。如果AFP大于400 μg/L,但是超声检查没有发现肝脏肿瘤者,不能掉以轻心,应该进一步进行CT、磁共振的检查,以便发现更小的肿瘤。如仍无异常,应密切复查追踪AFP的变化,将超声或CT检查缩短至1—2个月一次,争取早期发现肝癌。

老年人肝癌治疗以早期诊断、早期手术切除为主。治疗肝癌首选和最有效的方法是部分肝脏切除手术,可以进行开腹手术,也可以进行腹腔镜或者机器人手术。总的来说,肝癌切除手术后5年生存率可以达到30%—50%;对于不可切除的肝癌,可以选择肝动脉栓塞化疗技术,也就是我们常说的介入治疗;对于不适宜手术的原发性肝癌或者术后复发转移性的肝癌,还可以采用超声引导下经皮穿刺行肿瘤消融手术,创伤小,同样可以获得较好的治疗效果。

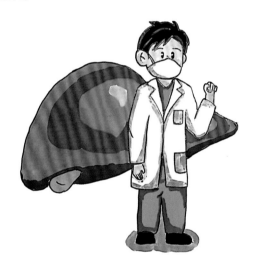

95

99. 老年人得了乙肝一定会发展为肝癌吗？生活中需要注意什么？

乙肝是由乙肝病毒导致的肝脏功能损害,当感染乙肝病毒后,机体在拥有正常抵抗力的情况下,可以将乙肝病毒清除。少数患者会转变为乙肝病毒携带者或者乙肝患者。但是乙肝并不一定会发展成肝癌。得了乙肝以后,患者通过规范的抗病毒治疗可以使肝功能长期稳定在正常水平。但是如果患者没有进行系统的治疗,并且反复地饮酒或者暴饮暴食、进食油腻的食物,会促使乙肝病毒的复制,造成肝脏功能的进一步损害,转变为肝炎、肝硬化,会使肝癌的发生率增高。

有乙肝病史的老年人在生活中应该注意戒烟戒酒,忌食加工食品,少吃罐装或瓶装的饮料、食品,不随便服用药物,一定要在医生的正确指导下合理用药。平时切忌乱投医,不要轻信江湖游医,应到正规医院接受正规体检、治疗,以期病情有变化能早期发现,尽早正确治疗,以免病情加重甚至恶化。另外,有乙肝病史的老年人还需注意提高抵抗力,使病毒处于较低的水平,保持肝功能正常,也会降低肝癌的发生率。

100. 什么是胆囊结石?胆囊结石有哪些不舒服的表现?

胆囊结石是发生于胆囊的结石疾病,是常见病、多发病。随着近年来生活水平的提高,发病率有明显上升的趋势,病因复杂,尚不明确,与居住环境、饮食习惯、遗传、代谢等多种因素有关,B超是胆囊结石首选的检查方式。

大部分胆囊结石患者无明显自觉症状,部分患者可在进食后出现上腹部隐痛、不适症状,易被误认为胃部不适,部分患者会有右肩背部的放射痛。当结石阻塞胆囊管时会出现胆绞痛症状,表现为右上腹明显疼痛。当伴有急性胆囊炎时,可有腹痛加剧、恶心呕吐甚至发热等症状。需要特别注意的是,老年人胆囊结石甚至合并胆囊炎时,症状并不非常明显,可能仅有轻微不适,不可忽视,需要进一步检查,及时处理,防止病情加重。

101. 老年人体检发现胆囊结石应该怎么办?

如果老年人在体检中发现胆囊有结石,一定要及时到医院肝胆外科就诊。医生会根据检查结果判断结石的大小和胆囊壁的厚薄以及胆囊的收缩功能。通常较好的治疗方式是手术切除胆囊,从根本上达到治疗目的,防止发生胆囊炎、胆管炎和胰腺炎以及恶变的可能。如果老人年纪较大或者伴有心、肺明显的功能异常,不能耐受手术,但是又有胆囊炎的症状时,可以通过口服药物,比如消炎利胆片等,促进胆汁的排放,同时静脉输注抗生素进行消炎处理。但是药物只能对症治疗,暂时缓解症状,不能从根本上解决问题。如果患者的心肺功能改善,有手术条件还是要尽早争取手术治疗,从根本上治疗胆囊结石。

102. 什么是胆囊息肉?罹患胆囊息肉有哪些不舒服的表现?

胆囊息肉又称为胆囊息肉样病变,亦称胆囊隆起样病变,是泛指由胆囊壁向腔内突起或隆起的一类局限性病变的总称,可分为非肿瘤性息肉和肿瘤性息肉。非肿瘤性息肉约占胆囊息肉样病变的80%以上,包括胆囊胆固醇沉着症、炎性息肉、腺肌增生、腺瘤样增生、黄色肉芽肿、异位胃黏膜或胰腺组织等,其中以胆囊胆固醇沉着症最常见;肿瘤性息肉包括腺瘤和腺癌,以及其他少见的病变,如血管瘤、脂肪瘤、平滑肌瘤、神经纤维瘤等,以腺瘤最常见,其次是胆囊癌。

胆囊息肉一般无症状,少数表现为右上腹轻度不适、腹胀等。B超亦是胆囊息肉首选的检查方式。

103. 老年人体检发现胆囊息肉应该怎么办?胆囊息肉会发生癌变吗?

老年人如果体检发现胆囊有息肉,应该首先到正规医院肝胆外科门诊就诊,听从医生的建议。随着检查手段的进步,胆囊息肉很容易被发现。并不是所有的胆囊息肉都需要手术切除胆囊。如果胆囊息肉是多发的,并且息肉直径不超过1 cm,同时也没有胆囊炎的症状发生,可以定期复查,观察息肉的变化,暂时不用手术治疗。以下情况需要及时进行手术治疗:胆囊息肉单发;胆囊炎的症状反复发作;胆囊息肉合并2 cm以上的胆囊结石;胆囊息肉直径大于1 cm;息肉短时间内增大明显;有胆囊癌家族史者。

一般情况下,胆囊腺瘤样息肉发生癌变的概率较高,另外,单发的胆囊息肉也是可以癌变的,而多发的息肉一般不会发生癌变,同时,如果胆囊息肉伴有胆囊结石,癌变的发生概率会明显提高。随着年龄的增长,50岁以上癌变的发生率也会增高。如果老年人息肉直径超过1 cm,并且单发,呈逐渐增大的趋势,或者短时间内快速增长,应该考虑有癌变的可能。

104. 老年人胆囊切除以后饮食上应该注意什么?

老年人胆囊切除术后对脂肪消化能力减弱,术后早期应禁食高脂肪类食物,否则会因为消化不良引起腹胀和腹泻等症状。避免含胆固醇高的食品,如动物内脏、蛋黄、松花蛋、鱼子、巧克力等;避免高脂肪食品,如肥肉、猪油、油煎及油炸食品;避免暴饮暴食,防止因胆汁分泌增多引发胆管强烈收缩绞痛等;忌烟、酒、咖啡、辛辣刺激性食物;烹饪应力求清淡,最好采用清炖、蒸煮、煨汤等方法。补充蛋白质,以低脂肪优质蛋白质为主,如鱼虾、蛋、奶、瘦肉等;多吃富含维生素的蔬菜水果,有助于食物消化和吸收,减少胆固醇的形成;多食含膳食纤维高的食物如粗粮,以促进胆汁排泄。虽然术后经过一段时间,胆总管会代偿性增粗,逐步代替胆囊功能,基本恢复正常消化功能,但是依然要注意健康饮食习惯的培养和保持。

105. 什么叫疝?怎么判断自己可能是疝病患者?为什么老年人是疝病的高发人群?

腹外疝由腹腔内某一器官或组织连同壁腹膜,经腹壁薄弱点或孔隙向体表突出所形成。其中最常见的是腹股沟斜疝,约占90%。老年人如果发现腹部出现包块,用手可以推回或者平卧自行恢复,在腹压增大时或者站立状态又突出体表,随着时间增加逐渐加重,就可以判断有可能患了腹外疝。

腹外疝是老年人的常见病。该病的主要致病因素为腹壁强度降低和腹内压增高。腹白线发育不全、受到外伤、发生感染、肥胖等均可导致患者腹壁的强度降低。发生慢性咳嗽、慢性便秘、良性前列腺增生、长期排尿困难等均会导致患者的腹内压增高。老年人的身体机能逐渐减退，其腹壁肌肉、肌腱逐渐松弛，且其易患慢性支气管炎、便秘等疾病，因此易罹患腹外疝。

106. 出现疝病表现后应该怎么做？预防疝病复发，老年人应该注意哪些？

老年人出现疝病表现后不要惊慌，首先应该积极就诊，明确诊断，根据医生建议采取保守或者手术治疗。保守治疗应积极预防引起腹内压增加的因素，包括积极预防和治疗肺部疾患、前列腺增生；保持大便通畅，多饮水，多食蔬菜等粗纤维食物，养成定时排便习惯，以防止发生便秘，若有便秘可使用缓泻剂；疝块较大、年老体弱或伴有其他严重疾病暂不能手术者，减少活动，多卧床休息；离床活动时佩戴医用疝带，避免腹腔内容物脱出而造成疝嵌顿。

疝病经过手术治疗后并不代表永无后顾之忧，如果不注意预防还有复发的可能。预防疝复发主要应注意以下几点：① 活动。出院后应逐渐增加活动量，3个月内应避免重体力劳动或提举重物等；注意休息，防止着凉引起咳嗽，在咳嗽时做深呼吸并双手按压伤口。② 预防腹内压增高。积极预防和治疗引起腹内压增高的疾病（如呼吸道疾病、便秘等）；指导患者应注意避免腹内压骤增的动作，如剧烈咳嗽，用力排尿、排便等；忌烟、酒；积极控制体重。③ 定期随访。若疝复发，应尽早诊治。如果有发热，伤口红、肿、热、痛或有异样的分泌物，需立即就诊。

107. 怎么判断老年人得了痔疮？得了痔疮后，日常应注意什么？

痔是最常见的肛管疾病，分为内痔、外痔、混合痔，内痔主要表现为便血及痔脱出，外痔仅表现为肛门不适感，伴有黏液流出，混合痔兼有两种症状。便血的特点是无痛性间歇性便后出鲜血。严重者痔会脱出肛门外，在肛周呈梅花状，痔脱出发生血栓、感染或嵌顿的时候会伴有肛门剧痛。

老年人如发现有以上症状，可就诊，医生通过肛门镜检查即可明确诊断。

患有痔疮的老人，并非都需要手术治疗，一般来说，无症状的痔无须治疗，有症状的痔旨在减轻或消除疼痛，而非根治；只有保守治疗失败或不宜保守治疗时才考虑手术治疗。

日常生活中需要注意以下几点：① 饮食调整。多饮水，多吃新鲜水果和粗粮，少饮酒，少吃辛辣刺激食物，保证肠道内有足够水分和粗纤维对肠壁刺激引起排便反射，减少对肠道的不良刺激和腹胀。② 保持心情愉快和有规律的生活起居，养成定时排便的习惯。③ 适当运动,切忌久站、久坐、久蹲。④ 温水坐浴,便后及时清洗,保持局部清洁,可采用高锰酸钾溶液温水坐浴,以改善血液循环,预防病情进展及并发症。⑤ 痔块还纳。痔块脱出时应用手轻轻推回肛内,注意手法轻柔。

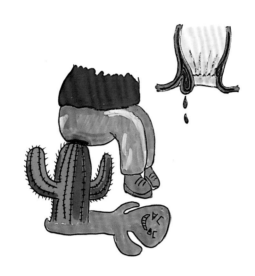

108. 什么是前列腺增生? 前列腺增生常见的原因有哪些?

良性前列腺增生简称前列腺增生,俗称前列腺肥大,是老年男性常见疾病,多在50岁以上出现临床症状,主要以排尿困难为特征。

前列腺增生时,增生的腺体可以向膀胱内突出,引起膀胱出口梗阻,也可使尿道受压变窄,引起排尿不畅。

前列腺增生发病机制尚不完全清楚,目前一致认为老龄和有功能的睾丸是前列腺增生的两个基本条件。随着年龄的增大,前列腺也逐渐增生。前列腺的正常发育有赖于雄激素,青春期前切除睾丸,前列腺即不发育,老年后也不会发生前列腺增生和前列腺癌。前列腺增生的患者在切除睾丸后,增生的腺体会萎缩。因此,性激素、各种生长因子和炎症因子的作用可能是前列腺增生的重要病因。

109. 前列腺增生有哪些表现?

前列腺增生的主要表现有尿频、尿急、尿痛、排尿困难、血尿等。尿频是前列增生的早期信号,尤其夜间排尿次数增多更有临床意义。

随着前列腺增生进一步加剧,尿路梗阻的症状就表现出来,表现为进行性排尿困难。轻者排尿迟缓、尿线变细;重者排尿费力、射程短、排尿时间延长、尿流滴沥。前列腺增生较重的晚期患者可以出现尿潴留、充溢性尿失禁等表现。

另外,前列腺增生合并感染的时候,常常会有尿频、尿急、尿痛以及血尿的发生,另外还会有发热、肾区疼痛等症状。

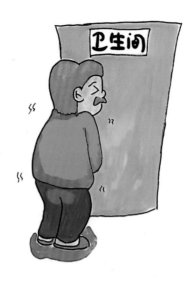

110. 前列腺增生通常要做哪些检查？

前列腺增生通常要做的检查首先是直肠指诊,这是每一位前列腺增生者必须要做的检查。检查方法主要是患者屈膝侧卧位,医生食指戴指套,涂适量润滑油后伸入肛门内大约一个半指节的深处,可以触摸到前列腺大小、表面是否光滑以及前列腺有无结节等。其次是B超检查,B超检查可以清楚地显示前列腺的大小。做腹部B超时,需要患者多饮水憋尿使膀胱充盈,如果不能憋尿的,可以留置导尿管,尿管夹闭至少3 h,同时多喝水,使膀胱充盈,这样扫描会更清晰,检查效果更好。另外,嘱咐患者排尿后再进行膀胱B超检查,还可以测定膀胱残余尿量;尿流率检查可以确定前列腺增生患者的梗阻程度。每分钟排尿小于15 mL,表明排尿不畅,每分钟排尿小于10 mL,表明梗阻较为严重,是手术治疗的指征。

111. 老年人得了前列腺增生症该如何治疗？

老年人前列腺增生如果症状较轻,不影响生活与睡眠,一般无须特殊治疗,可以观察等待,但需密切随访,一旦症状加重,应及时治疗;治疗前列腺增生的药物主要作用是降低膀胱颈和前列腺的平滑肌张力,减少尿道阻力,改善排尿功能。常用的药物有特拉唑嗪、坦索罗辛、非那雄胺等;对于症状严重,存在明显梗阻或者有并发症的前列腺增生,应该选择手术治疗。目前临床上多采用微创手术治疗,痛苦小,并发症少,恢复快;如果有尿路感染、残余尿量较多,或者伴有肾积水、肾功能不全,应先留置导尿管或者膀胱造瘘引流尿液,并进行抗感染治疗,等症状明显改善时,再选择合适的时机进行手术。对于不能耐受手术者,可以采用经尿道球囊扩张术、前列腺尿道支架术来缓解前列增生引起的梗阻症状。

112. 前列腺增生的老年人在饮食、活动上应该注意什么？

前列腺增生的老年人饮食上应注意以清淡易消化的饮食为主。多吃蔬菜水果，少吃辛辣刺激性的食物。不吸烟，不饮酒，减少前列腺充血的机会。平时保持大便通畅，预防粪便干燥，防止便秘的发生。因便秘排便困难时腹压增加、粪便干结会导致增生的前列腺出血。前列腺增生的老人要多饮水，保证每日的尿量能够达到2000 mL以上，起到冲洗尿路的作用，尤其是留置导尿管和膀胱造瘘的患者，能有效预防尿路感染。

前列腺增生的老人可以适量活动，做适当的家务。多进行有氧运动，如慢走、慢跑、打太极拳、游泳等。但是骑自行车会增加对阴部的摩擦，加重前列腺的症状，建议前列腺增生的老人尽量少骑自行车，更不能长时间、长距离地骑自行车、摩托车或者久坐。

113. 前列腺癌会有哪些表现？

由于前列腺癌变时，前列腺组织将发生肿大压迫尿道，所以前列腺癌的许多症状与良性前列腺增生和前列腺炎有相似之处。比如尿频、排尿困难、尿失禁，以及尿痛、射精痛等。随着癌变程度不断加重，还可出现血精或血尿。甚至患者的盆腔、腰部、大腿内侧以及髋部也可能会出现疼痛和僵直的表现。前列腺癌晚期肿瘤转移，可以出现骨转移腰痛、骨盆痛；肺转移咳嗽、咯血等；肝脏转移黄疸、腹水等症状。

114. 前列腺癌与良性的前列腺增生怎样鉴别？

前列腺癌与良性的前列腺增生在临床表现上有很多相似之处。鉴别两者的方法主要有直肠指检、血清前列腺特异性抗原PSA检查、前列腺穿刺活检。目前，直肠指诊是诊断前列腺癌的主要手段。如果触摸到前列腺中央沟消失，结节质地坚硬、凹凸不平，考虑前列腺癌的可能性较大，需要进一步做血清前列腺特异性抗原PSA检查以及B超引导下的前列腺穿刺活检，以便进一步明确诊断。前列腺穿刺病理学检查是确诊前列腺癌的唯一标准。

115. 前列腺穿刺检查前需要做哪些准备？

经直肠前列腺穿刺检查前需要做以下准备：① 在行前列腺穿刺检查前要停用阿司匹林、华法林等抗凝药物至少2周。如不停用容易出现出血的并发症。② 因为直肠是消化道的最末端，肠内会有大量的革兰阴性菌。穿刺属于有创检查，因此，穿刺前通常需要预防性地口服抗生素3天，并且口服缓泻剂等进行肠道准备，检查当天禁食、禁饮水。③ 穿刺当天需行静脉滴注抗生素治疗，术后仍需连续静脉滴注抗生素3天，以预防穿刺后感染的发生。

116. 良性的前列腺增生会导致前列腺癌吗?

前列腺增生和前列腺癌均是老年男性人群中发病率较高的疾病。虽然发生于同一个器官,但它们是两种不同性质的疾病,一般情况下,两者之间没有必然联系。前列腺增生本身是不会转变为前列腺癌的。另外,前列腺增生与前列腺癌是两种完全不同的病理进程。目前为止,还没有良性前列腺增生导致前列腺癌的证据。但是前列腺增生和前列腺癌是可以同时存在的。不要以为有良性的前列腺增生就一定不会发生前列腺癌。因此,老年男性出现排尿异常的症状时不能想当然地认为一定是前列腺增生,应到正规医院检查,排除前列腺癌的可能。

117. 哪些因素会导致前列腺癌?

前列腺癌的致病因素主要有:① 年龄因素。老年人容易发病,前列腺癌主要发生于老年男性,95% 发生于 60 岁以上的老年人。前列腺癌的发生率随着年龄的增长而增加。② 遗传因素。有前列腺癌家族史的男性,前列腺癌的发病率也会大大增加。③ 性激素因素。绝大部分的前列腺癌细胞表面有男性性激素的接触器。而失去男性性激素的刺激,前列腺癌细胞就会萎缩退化。因此,可以说,性激素分泌越多的人患前列腺癌的机会就越大。④ 饮食因素。高动物脂肪饮食的摄入同时缺乏运动等因素均可导致前列腺癌。其他因素比如肥胖、吸烟也能增加前列腺癌的发病率。

118. 什么是膀胱肿瘤? 导致膀胱肿瘤的原因有哪些?

膀胱肿瘤又叫膀胱癌,是发生于膀胱内的肿瘤,是泌尿系统最常见的肿瘤。在中国,膀胱肿瘤发病率占泌尿系统肿瘤的首位。男性发病率为女性的 3—4 倍,年龄以 50—70 岁为多。

导致膀胱肿瘤的原因复杂,目前比较公认的相关因素有以下几种:① 吸烟。吸烟是目前被认为最常见的致癌因素,吸烟量越大,吸烟史越长,发生膀胱肿瘤的危险性就越大。吸烟者的膀胱癌发病率是非吸烟者的 2—4 倍。戒烟后,膀胱癌的发病率会有所下降。② 长期接触一些工业化学产品,比如染料、皮革、塑料、橡胶、油漆等,发生膀胱癌的风险会显著增加,并且潜伏期长,可以在接触后 30—50 年后发病。③ 膀胱的慢性感染和异物长期刺激会增加膀胱癌的发病率。比如膀胱结石、膀胱憩室、血吸虫感染以及长期的留置导尿管等,都会增加膀胱癌的发生风险。④ 长期服用大量的镇痛药以及接受盆腔放射治疗等都可能会成为膀胱癌的致病因素。

119. 膀胱肿瘤会有哪些表现?

膀胱肿瘤的主要表现包括:① 无痛性间歇性肉眼全程血尿,这是膀胱肿瘤最常见的症状。血尿的程度根据出血量的多少,可以表现为洗肉水样,伴有不规则的或者片状的血块、血丝。出血严重或者反复出血,可以发生失血性的贫血。②膀胱癌的第二个常见症状就是尿频、尿急和尿痛,这是合并有尿路感染的典型表现。③膀胱肿瘤如果过大,或者说肿瘤发生在膀胱颈部,或者由于出血形成血块堵塞膀胱颈口可以发生排尿困难、排尿中断甚至尿潴留。④膀胱肿瘤晚期侵犯周围组织或者有盆腔淋巴结转移,会出现膀胱区的疼痛不适。

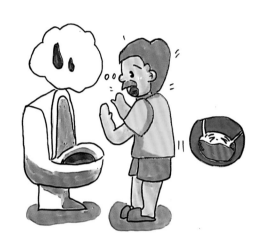

120. 老年人得了膀胱肿瘤怎么治?

老年人得了膀胱肿瘤一定要积极住院治疗。浅表性的膀胱癌尽量保留膀胱,治疗方法有经尿道膀胱肿瘤电切或者电灼、膀胱部分切除、激光治疗等;浸润性膀胱癌可以行膀胱切除术,方法有膀胱部分切除手术、膀胱全切手术、根治性的膀胱全切手术;如果膀胱癌已发生转移,预后比较差,目前可以采用营养支持治疗,提高免疫力,应用全身化疗的方法控制肿瘤的发展。

121. 什么是肾癌? 常见的病因有哪些?

肾癌是肾脏肿瘤的一种,在我国泌尿系统肿瘤中占第二位,仅次于膀胱癌。肾癌占肾脏肿瘤80%左右,发病率男女比例为2:1,发病随着年龄的增长而增加。肾癌高发于50—60岁。男女发病率比例为2:1。肾癌的发病原因尚不清楚,流行病学调查发现可能与以下危险因素有关:吸烟、饮酒、肥胖、高血压、糖尿病、药物、家族史、放射源的接触等。

122. 肾癌有哪些表现?

肾癌的主要表现是血尿、腹部肿块、腰部疼痛。无痛性全程肉眼血尿常常是肾癌患者最早出现的症状,一般不伴有其他的排尿症状。可以多次血尿以后自行停止,然后再次发作,病情逐渐加重;肿瘤长大后,可在腰腹部摸到包块,包块较硬、表面不平;肾癌早期常常没有任何疼痛不适,约40%的患者会出现疼痛。病变晚期,由于肿瘤压迫肾包膜或牵拉肾脏,引起腰部酸胀、坠痛,如果出血严重,血块堵塞输尿管会引起绞痛。所以当老人出现无痛性血尿时,就需注意是否有肾肿瘤的可能,应该密切观察,及时去医院就诊。

123. 老年人得了肾癌怎么治?

手术治疗是肾癌的首选治疗方法,可以做根治性肾切除手术,如果肿瘤比较小,直径不超过4 cm,可以做保留肾单位的肾癌切除术;如果双侧肾癌或者天生只有一个肾,或者对侧肾功能比较低下,手术可以采取肾脏部分切除或者单纯的肿瘤挖除术;对于肾癌有远处转移的可以行姑息性治疗,比如介入性肾动脉栓塞治疗、联合化疗以及采用激素治疗或者免疫治疗的方法。近年来开展的基因靶向治疗对中晚期肿瘤能有效控制肿瘤发展,总有效率达到80%左右。对于老年人来说,无论得了什么肿瘤,保持积极乐观的心态,保证饮食和睡眠质量,提高自身抵抗力,都是重要和必要的治疗措施。

124. 老年糖尿病的危害有哪些?

老年糖尿病的危害主要表现为:

(1)糖尿病并发症是糖尿病患者致残和致死的主要原因。① 糖尿病的急性并发症包括糖尿病酮症酸中毒、高渗性高血糖状态、乳酸性酸中毒,可能直接危及生命。部分老年糖尿病患者以高渗性非酮症糖尿病昏迷为首发症状。② 糖尿病的慢性并发症包括糖尿病大血管病变(以动脉粥样硬化为基本病理改变,主要包括心、脑及下肢血管病变)、糖尿病微血管病变(糖尿病肾病、糖尿病视网膜病变等)、糖尿病神经病变(以周围神经病变最常见)、糖尿病足。

(2)低血糖:老年糖尿病患者发生低血糖的风险增加,更容易发生无意识低血糖、夜间低血糖和严重低血糖,出现临床不良后果(如诱发心脑血管事件、加重认知障碍)甚至死亡。

(3)老年综合征:老年糖尿病患者易于出现包括跌倒、痴呆、尿失禁、谵妄、晕厥、抑郁症、疼痛、睡眠障碍、药物滥用、帕金森综合征、压疮、便秘、营养不良、听力障碍和衰弱综合征等在内的老年综合征,严重影响患者的生活质量和预期寿命,增加了糖尿病管理的难度。

(4)老年糖尿病患者骨折风险升高,大幅度增加了医疗费用。

(5)老年糖尿病患者抑郁症的发生率明显增加。

(6)老年糖尿病患者痴呆的发生率明显增加。

125. 老年糖尿病患者是不是血糖越低越好?

老年糖尿病患者不是血糖越低越好。糖尿病患者血糖≤3.9 mmol/L即低血糖。低血糖是糖尿病治疗过程中可能发生的不良反应,常见于老年、肾功能减退及有严重微血管和大血管并发症的患者。

老年患者发生低血糖时常可表现为行为异常或其他非典型症状。低血糖是老年糖尿病患者尤其需警惕的急性并发症,低血糖若不及时处理,可导致心律不齐、心肌梗死、跌倒,甚至昏迷、死亡等不良事件。反复发生严重低血糖会导致老年糖尿病患者的认知功能下降,甚至痴呆。

126. 老年糖尿病患者发生低血糖有哪些症状?

典型低血糖症状包括出汗、心慌、手抖等交感兴奋症状和脑功能受损症状。但老年糖尿病患者低血糖临床表现有极大的异质性,出现低血糖时常不表现为交感兴奋症状,而表现为头晕、视物模糊、意识障碍等脑功能受损症状,夜间低血糖可表现为睡眠质量下降、噩梦等。因此,对老年糖尿病患者的不典型低血糖症状应高度警惕。

127. 老年糖尿病患者如何预防低血糖?

老年糖尿病患者除年龄因素以外,糖调节能力减弱、合并多种疾病(如慢性肾脏病、心血管疾病、肝功能不全等)、多重用药、合并自主神经病变等均是老年糖尿病患者发生低血糖的危险因素。低血糖贵在预防:① 低血糖风险增加与严格的血糖控制有关,因此,老年糖尿病患者应根据自身个体情况设定合理的血糖控制目标。② 胰岛素和促泌剂使用不当是老年糖尿病患者发生低血糖的重要原因,使用时应加强血糖监测,必要时可应用持续葡萄糖监测系统。采用胰岛素或胰岛素促分泌剂治疗的患者要注意与医生沟通自己的低血糖现象,以保证医生了解患者服药后的反应,谨慎地调整剂量。如果频繁发生低血糖,要跟医生沟通,选择低血糖发生率较低的药物或胰岛素,同时需警惕与其他药物相互作用而导致的低血糖风险增加。③ 进餐应定时定量,如果进餐量减少应相应减少药物剂量,有可能误餐时提前做好准备。④ 合理安排运动量,最好跟医生沟通设定自己的运动项目、运动强度和运动量。另外,运动前应增加额外的碳水化合物摄入。⑤ 限制酒精摄入,杜绝空腹饮酒。⑥ 如果有呕吐、腹泻等表现,需及时就诊并调整降糖药的剂量,同时加强血糖监测。

128. 老年糖尿病患者发生低血糖应该如何处理?

老年糖尿病患者若出现心慌、手抖、出汗、乏力、饥饿等低血糖症状,需立即用血糖仪测血糖,血糖≤3.9 mmol/L应予以下处理:① 神志清醒时,可给予15—20 g糖类食物(葡萄糖为佳),如糖果2—3块、蜂蜜1勺或含葡萄糖饮料50—100 mL等,每15 min监测血糖1次,血糖仍≤3.9 mmol/L,再给予15—20 g糖类食物(葡萄糖为佳)口服;若血糖在3.9 mmol/L以上,但距离下一次就餐时间在1 h以上,还需进食适量的含淀粉或蛋白质食物;低血糖纠正后应及时门诊就诊,与医师商量是否需要调整降糖方案。② 若神志不清,应即刻送医院急救。注意:a. 不同食品引起血糖升高快慢不同,由快到慢为:葡萄糖>蜂蜜>白糖水>可乐>果汁>葡萄干>牛奶>冰淇淋>巧克力。b. 老年糖尿病患者发生低血糖的风险增加且对低血糖的耐受性差,更容易发生无意识低血糖、夜间低血糖和严重低血糖,出现严重不良后果,需要特别重视。

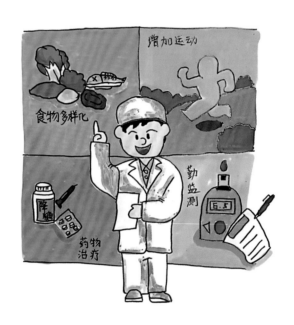

129. 老年糖尿病患者应该怎么吃?

从营养角度来讲,老年糖尿病患者有一定的特殊性,例如改变饮食习惯较为困难、与非糖尿病患者群相比营养不良发生风险更高、更易发生肌肉减少症等。依据指南推荐,老年患者可以按照每天25—30 kcal/kg体重计算能量摄入,可基于固有的饮食习惯做适当调整。① 食物多样化。丰富多彩、种类繁多的食物摄入更适合老年糖尿病患者。建议患者每天摄入13—15种食材,涵盖谷薯类、蔬菜水果类、肉蛋奶及豆类、油脂类四大类,各类食物组合起来,有助于让一天的饮食达到平衡。② 关注主食的质量,合理选择主食。老年糖尿病患者要多选择低血糖生成指数(GI)的食材,比如全谷类的粗粮、全麦面包、淀粉含量高的根茎类蔬菜等。保证每天摄入的主食至少一半为低GI的食物。进食碳水化合物同时摄入富含膳食纤维的食物,但胃轻瘫和胃肠功能紊乱的老年患者避免过量摄入。③ 多摄入优质蛋白质。老年糖尿病患者出现肌少症的风险较高,应适度增加蛋白质摄入,以富含亮氨酸等支链氨基酸的优质蛋白质摄入为主。健康的老年人需摄入蛋白质1.0—1.3 g/(kg·d)，合并急慢性疾病的老年人需摄入蛋白质1.2—1.5 g/(kg·d)，而合并肌少症或严重营养不良的老年人至少摄入蛋白质1.5 g/(kg·d)，其中优质蛋白质需占到50%以上。除动物蛋白外，也可选择优质的植物蛋白。④ 尽可能多摄入富含维生素和微量元素的食材，例如新鲜蔬菜和水果。⑤ 还应注意进食碳水化合物、蛋白质与蔬菜的顺序，后进食碳水化合物可降低患者的餐后血糖增幅。⑥ 尽量保持一日三餐规律进食。因此，应避免过度限制能量摄入，强调合理膳食、均衡营养，警惕老年糖尿病营养不良。

130. 老年糖尿病患者能饮酒吗?

老年糖尿病患者不推荐饮酒。酒是一种高热量饮料且没有什么营养素，1 g酒精将产生7 kcal热量，饮酒往往会打乱正常的进食和用药而导致血糖波动，长期饮酒还会对肝脏和胰腺造成损害。另外，糖尿病患者空腹饮酒容易引起低血糖，过量饮酒可诱发酮症，严重者危及生命。所以，为了健康和安全，老年糖尿病患者还是不饮酒为好。如果实在想饮酒的话，在病情允许的情况下(空腹血糖≤7.0 mmol/L、无严重的并发症、肝功能正常、非肥胖者)，可少量饮酒。建议：每周饮酒不超过2次，不饮烈性酒，若饮酒应计算酒精中所含的总能量。女性一天饮酒的酒精量不超过15 g，男性不超过25 g(15 g酒精相当于350 mL啤酒、150 mL葡萄酒或45 mL蒸馏酒)。血糖不稳定时禁忌饮酒，严禁空腹饮酒，尤其是正在服用磺脲类降糖药或注射胰岛素的患者，以免诱发严重的低血糖。

131. 老年糖尿病患者用了降糖药就不需要控制饮食吗?

有些老年糖尿病患者认为降糖药或胰岛素的作用是降血糖，只要吃了药或打了胰岛素，就可以抵消食物引起的血糖升高，于是想吃什么就吃什么，想吃多少就吃多少。这种想法是错误的。

不论哪种类型的糖尿病，是口服降糖药还是注射胰岛素治疗，都不能放松对饮食的控制，饮食治疗是糖尿病治疗的基础。饮食治疗可以让患者减少降糖药物的用量，对那些血糖轻度升高的糖尿病患者，甚至单凭饮食控制就能把血糖控制良好；而暴饮暴食会增加胰岛B细胞的负担，加速胰岛功能的衰竭，使口服降糖药的疗效逐渐下降甚至完全失效，血糖依旧控制不好，导致各种急、慢性并发症接踵而至。

降糖药或胰岛素治疗主要是为了平稳血糖，其使用量必须在饮食固定的基础上进行调整，如果不控制饮食，完全依赖药物，即便加大药量甚至数药并用也往往达不到满意的治疗效果。而且药物过量使用，会增加对肝肾的毒副作用，严重的甚至可危及生命。

132. 老年糖尿病患者可以随便吃无糖食品吗?

老年糖尿病患者也不能多吃无糖食品。中国国家标准《预包装特殊膳食用食品标签通则》规定,无糖的要求是指固体或液体食品中每100 g或100 mL的含糖量不高于0.5%(即0.5 g)。无糖食品只是没有额外添加更多的"能量糖"或添加量很少(每100 g食品中低于0.5 g),并非一点糖都不含。所谓无糖指无蔗糖,"无糖食品"无非是用甜味剂(如木糖醇等)取代了蔗糖,但同样是用淀粉加工制作的,淀粉属于大分子碳水化合物(即多糖),在人体内可分解葡萄糖,同样会产生热量。所以,"无糖食品"吃多了照样会升高血糖,更谈不上降糖。

133. 老年糖尿病患者只吃粗粮不吃细粮对吗?

老年糖尿病患者只吃粗粮不吃细粮这种理念是错误的。与细粮相比,粗杂粮富含膳食纤维,消化吸收慢,餐后血糖升幅低。粗粮当中的膳食纤维确实具有辅助降血糖、血脂和通便的作用,但是如果只吃粗粮,就可能会增加肠胃负担,影响微量元素的吸收,长期下去会造成营养不良。无论是粗粮还是细粮,都应均衡搭配,粗细都有,在控制总热量的前提下,计算好主食量,粗粮可占到主食总量的三分之一左右。

134. 老年糖尿病患者该如何吃水果?

老年糖尿病患者吃水果必须掌握一定的时机。① 吃水果的时机:在血糖控制理想的前提下,需要做到空腹血糖<7.8 mmol/L,餐后2 h血糖<10 mmol/L,糖化血红蛋白<7.5%,血糖没有较大的波动,这时就可以从容选用水果了。② 吃水果的量:应该选择低升糖指数(GI)的水果,水分多、糖分少,如苹果、樱桃、猕猴桃、草莓、桃子等。不宜吃香蕉、柿子、红枣和荔枝等含糖较高的水果。一天水果食用总量不要超过200 g,同时减去相应的主食,从而保证全天饮食的热量平衡。例如吃200 g左右的苹果或橘子就需要相应减少主食25 g。③ 吃水果的最佳时间:吃水果还要掌握好进食的时间,一般将水果作为加餐用,也就是说在两次正餐中间或睡前吃,可以避免因一次性碳水化合物摄入过多,而加重胰腺负担,导致血糖升高。④ 由于个体的差异性,每个人都可能有自己适宜或不适宜吃的水果,衡量的指标只有一个,就是测血糖。因此我们建议:要患者自己摸索规律,如果能在吃水果前和吃水果后2 h监测一下血糖,对了解自己是否适合吃这种水果、吃得是否过量会很有帮助。⑤ 当血糖控制不理想时,建议暂时不吃水果,而将西红柿、黄瓜等蔬菜当水果吃,等病情转好后再选用水果。

135. 老年糖尿病患者如何运动?

老年糖尿病患者首选的运动是中等强度的有氧运动,运动能力较差者,可选择低强度有氧运动。低、中等强度有氧运动对于绝大多数老年糖尿病患者是安全的,具体形式包括快走、跳健身舞、跳韵律操、骑自行车、进行水中运动、慢跑等。运动强度可通过主观疲劳感来评价,在中等运动中常感到心跳加快、微微出汗、轻微疲劳感,也可以表现为在运动中能说出完整句子但不能唱歌。每周运动5—7天,最好每天都运动,运动的最佳时段是餐后1h,每餐餐后运动约20 min。若在餐前运动,应根据血糖水平适当摄入碳水化合物后再进行运动。抗阻训练同样适用于老年人群,可通过哑铃、弹力带等器械进行抗阻训练,也可以采用自身重量练习(如俯卧撑或立卧撑),应加强下肢肌力训练,以预防和延缓老年性肌少症。如无禁忌证,每周最好进行2—3次抗阻运动(两次锻炼间隔≥48 h),每次约20 min,锻炼肌肉力量和耐力。老年糖尿病患者常伴有平衡能力下降等问题,加强柔韧性与平衡能力训练可以增强平衡能力,交替性单脚站立、走直线都是增强平衡能力的有效方法,练习瑜伽、太极拳、五禽戏和八段锦也可以提高协调性及平衡能力。增强下肢肌力和平衡能力可以降低老年糖尿病患者跌倒风险,增加运动的依从性。

136.老年糖尿病患者运动时应该注意些什么?

老年糖尿病患者运动时应该注意:① 开始运动前需要根据病史、家族史、体力活动水平以及相关的医学检查结果等进行运动风险评价,并通过心肺耐力、身体成分、肌肉力量和肌肉耐力、柔韧性以及平衡能力等多项测试进行评估,与医生讨论确定合适的运动方式。② 老年患者常需要服用多种药物,应合理安排服药时间和运动时间的间隔,并评估运动对药物代谢的影响,避免运动相关低血糖、低血压等事件发生。低血糖可发生在运动过程中,也可在运动后出现延迟性低血糖,需加强运动前、运动后和运动中的血糖监测,运动过程中、运动后或增加运动量时需要注意观察患者有无头晕、心悸、乏力、手抖、出冷汗等低血糖症状,一旦发生,立即停止运动并及时处理。若糖尿病患者合并心脏疾病,则应按照心脏疾病的运动指导方案进行运动。③ 选择合适的场地。不宜在气候恶劣、过热或过冷的环境中运动,遇炎热、寒冷天气或下雨天,可以改成室内运动,冬季要注意保暖,夏季多饮水;准备舒适、透气、吸汗的鞋袜,禁止运动时赤脚;应避免将胰岛素注射在将要运动的肢体上;运动前监测血糖,如血糖过低(<5.5 mmol/L)应先加餐,如血糖过高(>16.7 mmol/L)应暂停运动;不宜空腹运动,运动的最佳时段是餐后1h,生病时不宜运动;为防止发生意外,最好和朋友结伴运动。携带糖尿病急救卡片及糖果、饼干或含糖饮料,以防万一发生低血糖时,可以立即补充糖分。④ 运动前先进行5—10 min的热身,运动后做数分钟的放松活动。运动后仔细检查皮肤、足部及关节是否有损伤;观察运动对降低血糖的作用;如果运动量较大,当天睡觉前最好测试一次血糖,以防出现迟发低血糖;如运动后感到不适,请咨询医生或护士,对运动计划作相应调整。

137. 老年糖尿病患者在什么状况下不适宜进行运动?

老年糖尿病患者在存在严重低血糖、糖尿病酮症酸中毒等急性代谢并发症、合并急性感染、增殖性视网膜病变、严重心脑血管疾病(不稳定性心绞痛、严重心律失常、一过性脑缺血发作)等情况下禁忌运动。

138. 老年糖尿病患者如何做好足部保健?

老年糖尿病患者由于视力欠佳、行动不便、弯腰困难而难以自查或自我护理双脚,足部问题难以及早发现。因此,老年糖尿病患者糖尿病足的发生风险更高。老年糖尿病患者更要关注足部护理:① 每天检查双脚,包括趾间,必要时由家属或护理人员帮助检查。② 每天温水洗脚,但不做长时间的浸泡,少于 10 min 即可。洗脚时的水温要合适,低于 37 ℃,不可过烫,洗脚后用干布擦干,尤其是擦干足趾间并检查足部有无外伤或感染。③ 对于干燥的皮肤,可使用润滑油或乳霜,但不要在脚趾之间使用。④ 直接横剪指甲,棱角可用指甲锉修平。⑤ 不要使用化学药剂或膏药去除鸡眼和胼胝。⑥ 鞋子必须合脚:厚底、圆头、宽松、软皮或布面。穿鞋子之前检查鞋内有无异物,防止异物存在伤脚;避免赤脚行走。⑦ 穿合适的袜子。弹性适中,对皮肤无刺激,缝线口必须平整,无隆起。棉质,袜腰宽松,每天更换。⑧ 按摩足及下肢,促进血循环;不宜用热水袋、电热器等物品直接保暖足部,避免烫灼伤。⑨ 如果发现足部皮肤存在起泡、割伤、刮伤或疮痛,需立即就诊。

139. 老年糖尿病患者感冒时应该注意些什么?

老年糖尿病患者在患感冒、发烧、消化不良等疾病时应该注意:少食多餐,适当吃一些软食,如粥、汤面、麦片、牛奶等食物;饮食宜清淡,量少,多饮水;适当休息,暂时停止运动;加强血糖监测,必要时及时门诊就诊。

140. 什么是痛风?

痛风是嘌呤代谢紊乱和(或)尿酸排泄障碍所致的疾病,其特征为血清尿酸升高、反复发作性急性关节炎、痛风石形成、关节畸形、肾脏病变等。痛风可具体分为原发性、继发性和特发性三类,原发性痛风占绝大多数。① 原发性痛风:是先天性的,由遗传因素和环境因素共同致病,绝大多数为尿酸排泄障碍,具有一定的家族易感性。② 继发性痛风:主要是肾脏疾病、药物、肿瘤化疗或放疗等所致的一种痛风。临床上 5%—15% 高尿酸血症患者会发展为痛风。急性关节炎是由尿酸盐结晶沉积引起的炎症反应,长期尿酸盐结晶沉积导致人体许多细胞浸润,形成痛风石。③ 特发性痛风:是原因未知的痛风。受地域、民族、饮食习惯的影响,痛风患病率随年龄及血清尿酸浓度升高和持续时间而增加。

141. 痛风有哪些表现？

痛风多见于40岁以上男性，女性多在更年期后发病，近年发病有年轻化趋势。常有家族遗传史。表现为高尿酸血症、反复发作急性关节炎、痛风石形成、慢性关节炎及肾功能损害。常伴有肥胖、高脂血症、高血压、糖耐量异常、动脉硬化和冠心病等。痛风发展分为以下3个阶段：

（1）无症状期：仅有波动性或持续性高尿酸血症，从血尿酸增高到出现症状的时间可达数年，有些可终身不出现症状。

（2）急性关节炎期：常有以下特点：① 多在半夜或清晨突然起病，关节剧痛；数小时内受累关节出现红、肿、热、痛和功能障碍；② 单侧第1跖趾关节最常见（也就是单侧第一个大脚趾头）；③ 多于2周内自行缓解。

（3）痛风石及慢性关节炎期：痛风石是痛风的特征性表现，典型部位在耳廓，也常见于关节周围以及鹰嘴（肘关节的位置）、跟腱、髌骨滑囊等处。大小不等、隆起的黄白色赘生物，表面破溃后排出白色粉状或糊状物。慢性关节炎多见于未规范治疗的患者，受累关节内大量沉积的痛风石可造成关节骨质破坏。肾脏上主要表现为：痛风性肾病、尿酸性肾石病、急性肾衰竭。

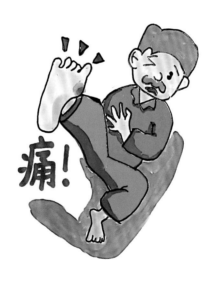

142. 老年人得了痛风日常生活应该注意些什么？

痛风是一种嘌呤代谢紊乱或尿酸排泄障碍所引起的炎性关节病，可有急性复发性关节炎、慢性关节炎、痛风石形成、肾结石形成、尿酸盐肾病等临床表现，严重者可出现关节畸形、活动受限，还可出现肾功能不全等重要脏器损害。积极进行生活方式干预或药物治疗,可以避免或减少痛风的发作。老年人得了痛风日常生活应该注意:① 饮食应当均衡,限制每日总热量摄入,以低嘌呤饮食为主,限制动物内脏、海产品及肉类等高嘌呤食物的摄入,鼓励进食新鲜蔬菜、低脂或脱脂奶、鸡蛋等食物,适量摄入豆类及豆制品。一些蔬菜嘌呤含量较高,包括莴笋、菠菜、蘑菇、菜花等,应避免食用。② 大量饮水可缩短痛风发作时间,减轻症状。建议心肾功能正常者多饮水,维持每日尿量2000—3000 mL。避免饮用含果糖高的饮料(如橙汁、苹果汁等)及含糖软饮料(可乐等),可替换为含果糖较低的新鲜水果,如樱桃、草莓、菠萝、桃子等。③ 戒烟、严格限制各种含酒精饮料的摄入,尤其是啤酒和蒸馏酒(白酒)。④ 控制体重:建议将体重控制在正常范围(BMI 18.5—23.9 kg/m²)。⑤ 规律运动:鼓励坚持适量运动,建议每周至少进行150 min(每天30 min,每周5天以上)中等强度的有氧运动。

143. 什么是贫血? 贫血的临床表现有哪些?

贫血是指人体外周血红细胞容量减少,低于正常范围下限,不能运输足够的氧至组织而产生的综合征。临床上常测定血红蛋白(Hb)来诊断贫血,我国贫血的诊断标准为:成年男性,Hb<120 g/L;成年女性(非妊娠),Hb<110 g/L。贫血的主要表现:免疫力低下,易发生感染;神经系统和肌肉缺氧,易出现疲倦乏力、头晕耳鸣、体能和工作能力下降、神情淡漠、记忆力衰退、抑郁等症状及认知功能受损;消化功能和消化酶分泌减少,可导致食欲不振、恶心、呕吐、腹胀、腹泻等。老年人贫血比较常见,其中缺铁性贫血是老龄人群最常见的贫血类型。

144. 贫血的原因有哪些?

贫血可以分为多种类型,包括营养性贫血、再生障碍性贫血、地中海贫血等,其中营养性贫血较为普遍。营养性贫血是指由于营养不良,导致参与血红蛋白和血红细胞形成的营养素包括铁、叶酸、维生素 B₁₂、维生素 B₆、维生素 A、维生素 C、蛋白质及铜等营养素不足而产生的贫血,其中又以铁缺乏引起的缺铁性贫血最为常见。老年人可能因胃壁细胞萎缩,胃酸和内因子分泌不足造成维生素 B₁₂吸收障碍,加之老年人食欲降低、胃酸减少、进食少或偏食造成维生素 B₁₂及铁的摄入不足导致巨幼红细胞性贫血和缺铁性贫血。同时,蛋白质营养不良、感染性疾病、萎缩性胃炎、胃切除、肿瘤等慢性疾病也会导致老年人贫血。目前,老年性贫血主要是缺铁性贫血与巨幼红细胞性贫血。

145. 老年人缺铁性贫血的饮食建议有哪些?

老年人是贫血的高发人群,对于缺铁性贫血的防治在饮食上可以做到以下几点:① 改善食欲,积极进食,保证能量、蛋白质的供给,多食用富含铁、维生素 C、叶酸的食物。② 合理膳食,适量增加富含铁的瘦肉、禽、鱼、动物肝脏及血制品的摄入。③ 增加蔬菜和水果的摄入,这些可以提供丰富维生素C和叶酸。④ 浓茶、咖啡会影响铁的吸收,饭前、饭后1 h内最好不要饮用。⑤ 老年贫血高危人群可在营养师或医师的专业指导下,合理使用含铁的营养素补充剂和强化食物。使用铁强化酱油可明显改善和降低贫血发生率,也是一种有效预防控制中老年人贫血的营养干预措施。

146. 缺铁性贫血补铁的误区有哪些?

日常生活中,大家都知道补铁的重要性,在重视补铁的同时,还应该注意要跳出补铁的误区:

(1) 奶类和奶制品补铁。每100 g牛乳中铁含量仅为0.3 mg,每100 g酸奶中铁含量仅为0.2 mg,牛奶主要补充蛋白质和钙质,用牛奶补铁并不合适。

(2) 蛋黄补铁。蛋类中虽然含铁丰富,但所含的卵黄高磷蛋白可抑制人体对鸡蛋中铁的吸收,铁吸收率只有3%,远低于吸收率20%左右的红肉、动物血等。

(3) 红枣补铁。每100 g干红枣的含铁量平均只有2 mg,冬枣的含铁量只有0.2 mg。100 g鲜枣中的维生素C含量可以高达243 mg,可以促进铁的吸收,只是待到红枣晾干,维生素C的含量就下降到了12 mg/100 g。因此,无论是干枣还是鲜枣,都不具备补铁的功效。

(4) 铁锅补铁。用铁锅炒菜的确能够提高菜中的铁含量,但这其实是属于金属污染。使用铁锅炒菜时,会有微量铁屑掉下来,这些掉下来的铁遇到食物中的酸,会变成亚铁离子混到菜中,算是一种铁的来源。但铁锅中的铁是无机铁,很难被人体吸收利用,而且炒菜过程中溶出的铁也很少。通过这种方式进行补铁的效果极其缓慢,多吃一些含铁丰富的食物,远比"吃"铁锅效果要好得多。

147. 什么是老年肌少症?

老年人肌少症(简称肌少症)是一种与增龄相关的骨骼肌质量和力量下降的老年综合征,发病率较高且易被忽视,是阻碍健康老龄化的危险因素之一。

《中国老年人肌少症诊疗专家共识(2021)》称,我国社区老年人肌少症的患病率为8.9%—38.8%,且随增龄肌少症的患病率显著增加,80岁及以上老年人肌少症患病率可高达67.1%。目前全球患有肌少症的人数高达5000万,预计2050年患该疾病的患者数将高达5亿。肌少症一直存在,但由于它没有明显的临床表现,人们常把它与老年人的自然衰老现象混淆因而被忽略。

148. 肌少症会带来哪些危害?

当人们越来越重视肥胖、"三高"等带来的危害,追求"千金难买老来瘦"的同时,殊不知有一种容易被忽视的疾病正在悄悄危害着老年人的健康,这便是肌少症。肌少症起病比较隐匿,容易和其他疾病混淆,但造成的不良风险,比如衰弱、跌倒、失能、认知功能下降、抑郁等却很严重。肌少症与全身多系统、多种疾病相关,会增加患者的并发症以及死亡风险,对老年人的影响是方方面面的,严重损害老年人的生活质量和健康。对于老年人来说,"老来瘦"不等于健康,"千金难买老来瘦"是普遍存在的一个误区。同时,在老年人群中,还应警惕肥胖性肌少症的发生,以防止肌少症与肥胖叠加,从而对机体造成"双重负担"。

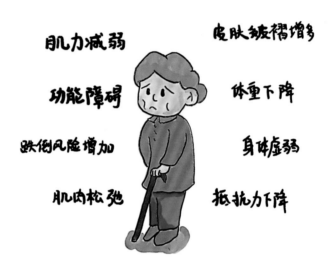

149. 老年人如何自测可能患有肌少症?

肌少症老人可能会出现衰弱、跌倒倾向、行走困难、步态缓慢、四肢纤细和无力等表现,《中国老年人肌少症诊疗专家共识(2021)》推荐使用小腿围或SARC-CalF用于肌少症的自我筛查(表5.1)。① 小腿围:测量小腿围是一种评估四肢骨骼肌量的简便方法,即使用非弹性皮尺测量双侧小腿的最大周径。男性小腿围小于34 cm、女性小腿围小于33 cm时筛查为阳性。② SARC-CalF量表:得分范围0—20分,评分大于或等于11分为筛查阳性。

表5.1 SARC-CalF量表

项 目	问 题	得 分
肌肉力量	举起/搬运5 kg重物的难度	0=没有困难 1=有一定困难 2=难度较大、无法完成
辅助行走	步行穿越房间的难度	0=没有困难 1=有一定困难 2=难度较大、需要帮助、无法完成

项　目	问　题	得　分
座椅起立	从床或座椅站起的难度	0=没有困难 1=有一定困难 2=难度较大、没有帮助无法完成
攀爬楼梯	攀爬10级台阶的难度	0=没有困难 1=有一定困难 2=难度较大、无法完成
跌倒次数	过去一年中跌倒的次数	0=0次 1=1—3次 2=4次以上
小腿围度	测优势小腿围度。双脚间距20 cm，腿部放松	0=男>34 cm，女>33 cm 10=男<34 cm，女<33 cm

150. 老年肌少症患者如何进行功能锻炼？

生命在于运动，运动也是获得肌肉数量及维持肌肉力量最有效的手段之一，可以预防和纠正老年肌少症的发生。老年肌少症患者在运动前可以找康复师进行全面评估，制定出符合自身健康条件的运动方案。建议使用多模式运动疗法，如阻力训练、有氧运动训练等，以坐位抬腿、举哑铃、拉弹力带等抗阻运动为基础的锻炼是对抗肌肉衰减症有效的运动干预。建议每天进行累积40—60 min的中、高强度运动，其中抗阻运动20—30 min，每周进行2—3天，运动时间应至少持续12周，再由专业人员评估身体情况。运动强度的判断，可以参考表5.2。

表5.2　运动强度表

运动强度	相当于最大心率百分数	自觉疲劳程度（RPE）	代谢当量（MET）
低强度	40%—60%	较轻	<3
中强度	60%—70%	稍微	3—6
高强度	71%—85%	累	7—9
极高强度	>85%	很累	10—11

注：最大心率=220－年龄数。

151. 老年肌少症患者如何进行营养管理？

营养不良是肌少症发生的重要原因，保证足够的能量和营养素摄入是保证肌肉数量和肌肉质量的必要条件，营养的干预对减少肌肉流失至关重要。① 蛋白质的摄入量为1.0 g/kg，且优质蛋白比例为50%以上，并平均分布在每餐中。每天可以通过食用

115

适量的鱼虾禽肉蛋等,食用300—500 g的奶及奶制品,多吃大豆及其豆制品。② 多晒太阳,补充充足的维生素D,对维持骨骼的健康很重要,可以改善老人的力量和步态。③ ω-3多不饱和脂肪酸可以提升肌肉功能、肌肉力量和质量,深海鱼油、海产品富含ω-3脂肪酸,每日可摄入约3g的ω-3脂肪酸。④ 抗氧化素可以减少肌肉的氧化应激损伤,对维持肌肉质量和功能有一定的作用,可补充适量的维生素E和C。

专家共识推荐,对存在营养不良或营养风险的肌少症患者在自由进食的同时可以给予口服营养补充(ONS),一般以液体、半液体或粉末状出现,除了经济实惠,也更符合人体的生理需求。① 肌少症患者(包括肌少症前期人群)进食量不足目标量[推荐目标量20—30 kcal/(kg·d)]80%时,推荐使用ONS。② ONS制剂摄入量:每天额外补充400—600 kcal。③ ONS服用时间:在两餐间服用,每次50—100 mL/h,啜饮,温度以40℃为宜,避免和药物一同使用。④ 如果患者存在吞咽障碍,可以在口服营养补充中添加增稠剂,避免误吸或者肺炎的发生。

152. 什么是老年衰弱？危险因素有哪些？

老年衰弱作为一种临床综合征,是患者因伴多种异常的生理功能储备下降,形成机体易损性增加、抗应激能力减退的非特异性状态,其核心危害是外界较小刺激即可引起临床事件的发生,包括跌倒、残疾、死亡率及住院时间和次数增加等。遗传因素、增龄、经济条件差、教育程度低、不良的生活方式、老年综合征(跌倒、疼痛、营养不良、肌少症、多病共存、活动能力下降、多重用药、睡眠障碍、焦虑和抑郁)、未婚及独居等均是衰弱的危险因素,可促进衰弱发展。

153. 老年衰弱的临床表现有哪些？

老年人的衰弱常和一些慢性非致死性疾病共存,其临床表现如下:① 非特异性表现。疲劳、无法解释的体重下降和反复感染。② 跌倒。平衡功能及步态受损是衰弱的主要特征,也是跌倒的重要危险因素。衰弱状态下,即使轻微疾病也会导致肢体平衡功能受损,不足以维持步态完整性而跌倒。③ 谵妄。衰弱老人多伴有脑功能下降,应激时可导致脑功能障碍加剧而出现谵妄。④ 波动性失能。患者可出现功能状态变化较大,常表现为功能独立和需要人照护交替出现。

154. 老年衰弱如何分级？

临床衰弱按照患者的功能可以分为9级,如表5.3所示。

表5.3 临床衰弱量表

序 号	衰弱等级	具体测量
1	非常健康	身体强壮、积极活跃、精力充沛、充满活力,定期进行体育锻炼,处于所在年龄段最健康的状态
2	健康	无明显的疾病症状,但不如等级1健康,经常进行体育锻炼,偶尔非常活跃
3	维持健康	存在可控制的健康缺陷,除常规行走外,无定期的体育锻炼
4	脆弱易损伤	日常生活无须他人帮助,但身体的某些症状会限制日常活动,常见的主诉为白天"行动缓慢"和感觉疲乏
5	轻度衰弱	明显的动作缓慢,工具性日常生活活动需要帮助(如去银行、乘公交车、干重的家务活、用药)。轻度衰弱会进一步削弱患者独自外出购物、行走、备餐及干家务活的能力
6	中度衰弱	所有的室外活动均需要帮助,在室内上下楼梯、洗澡需要帮助,可能穿衣服也会需要(一定限度的)辅助
7	严重衰弱	个人生活完全不能自理,但身体状态较稳定,一段时间内(少于6个月)不会有死亡的危险
8	非常严重的衰弱	生活完全不能自理,接近生命终点,已不能从任何疾病中恢复
9	终末期	接近生命终点,生存期少于6个月的垂危患者

117

155. 老年衰弱如何进行干预?

衰弱虽是一种疾病,但治疗衰弱并没有特效药,不过通过及时干预,可以得到不同程度的逆转。根据衰弱的病因和病理、生理变化,去除可纠正的因素,衰弱的干预方法主要有:

(1)运动锻炼。可以在做好评估和保护的前提下,根据老人的个人条件,训练目的及兴趣爱好选择合适的运动强度、方式及时间,重度衰弱老人可以选择被动运动的方式。应用传统中医运动疗法(如太极拳、五禽戏、八段锦等),也可以达到运动锻炼、改善衰弱的目的。

(2)营养干预。维持适宜的体重,补充能量、蛋白质和维生素D。老年人补充维生素D前,先监测血液里维生素D的含量,根据缺乏情况补充。

(3)建立多学科合作的医疗护理模式,开展共病和多重用药管理、避免过度医疗行为、合理用药等均可改善衰弱。

156. 什么是营养不良?

营养不良是指不正常的营养状态,是由能量、蛋白质及其他营养素不足或过剩造成的组织、形体和功能改变及相应的临床表现,包括营养不足和营养过剩两个部分。老年人营养不良发生率高,国外有研究报道,社区及居家老人营养不良发生率为15%,老年住院患者营养不良发生率为62%,养老院老年人营养不良发生率为85%。老年人营养不良可导致躯体功能下降、衰弱或残疾,引起生活依赖、住院日延长、医疗花费增加、生活质量下降,并增加了形成入住护理院和死亡风险等不良结局的可能。

157. 老年人为什么会发生营养不良?

世界卫生组织认为:营养不良过去是、现在是、今后仍将是整个人类健康的最大威胁,是全世界范围内的第一死亡原因。虽然现在生活条件好了,但很多有老人的家庭都存在"重医疗、轻营养"的倾向,老年人发生营养不良的原因有很多:

(1)身体因素。老年人牙齿脱落、味觉减退、咀嚼及吞咽功能下降,胃肠功能减退,甚至合并多种慢性疾病,导致食欲减退,消化吸收障碍,进食减少,导致营养不良的发生。

(2)社会因素。独居老人、空巢老人等与社会脱节,缺少亲人的陪伴与关心,饮食结构过于单一。

(3)疾病因素。老年痴呆、记忆力差或抑郁症等疾病或症状会导致老人不想吃饭,或者忘记吃饭。

(4)心理因素。很多老年人在心理上存在着对一些营养认知的不足,比如食物之间存在"相克"的说法,认为汤比汤里面的肉更有营养,认为"千金难买老来瘦"等,这些误区都限制了老年人的进食。

158. 营养素缺乏临床表现及其可能缺乏的营养素有哪些?

营养素缺乏临床表现及其可能缺乏的营养素如表5.4所示。

表5.4 营养素缺乏临床表现及其可能缺乏的营养素

部 位	临床表现	可能缺乏的营养素
头发	干燥、变细、易断、脱发、失去光泽	蛋白质、必需氨基酸、微量元素锌
鼻部	皮脂溢	烟酸、核黄酸、维生素B_6
眼	干眼病、夜盲症、Bitor斑	维生素A
	睑角炎	维生素B_2、维生素B_6
舌	舌炎、舌裂、舌水肿	核黄素、维生素B_{12}、维生素B_6、叶酸、烟酸
牙	龋齿	氟
	牙龈出血、肿大	维生素C
口腔	味觉减退、改变或口角炎、干裂	锌、维生素B_2、烟酸

续表

部 位	临床表现	可能缺乏的营养素
甲状腺	肿大	碘
指甲	舟状指、指甲变薄	铁
皮肤	干燥、粗糙、过度角化	维生素A、必需脂肪酸
	淤斑	维生素C、维生素K
	伤口不愈合	锌、蛋白质、维生素C
	阴囊及外阴湿疹	维生素B_2、锌
	癞皮病皮疹	烟酸
骨骼	佝偻病体征、骨质疏松	维生素D、钙
神经	肢体感觉异常或丧失、运动无力	维生素B_1、维生素B_{12}
	腓肠肌触痛	维生素B_{12}
肌肉	萎缩	蛋白质
心血管	脚气病性心脏病体征	维生素B_1
	克山病体征	硒
生长发育	营养性矮小	蛋白质
	性腺功能减退或发育不良	锌

159. 如何初步判断老年人是否存在营养风险？

对于所有年龄≥65岁、预计生存期>3个月的老年人群都应进行营养筛查。老年人可以根据自身的情况,先进行自我筛查:① 非自主性体质量下降。与平时体质量相比,6个月内体质量下降≥10%或三个月内体质量下降≥5%。② 与日常进食相比,经口摄入减少。符合以上症状中的任何一条,建议到医院就诊,进行微型营养评定简表(MNA-SF)或营养风险筛查2002(NRS 2002)的评估。

160. 老年人存在营养不良应该怎么办？

《中国居民膳食指南科学研究报告(2021)》指出,目前我国老年人营养现状严峻。老年人容易合并产生各种慢病,是营养不良的高危人群。老年人应当被视为容易发生低卡路里摄入量和脱水的危险人群,应该鼓励他们每日进食充足的能量。① 能量:一般60—80岁男性的摄入量都是1900 kcal/d,女性在60岁为1800 kcal/d,70岁以后减少100 kcal/d。② 蛋白质与脂肪:一般蛋白质摄入推荐量是1.0 g/(kg·d),对脂肪的摄入不宜过多,占全天总能量的百分比宜在25%—35%。③ 营养素:对于膳食平衡的老人,不需要再额外补充营养素,对于存在营养风险的老人可以适当补充复合维生素与矿物质。④ 定期体检,监测体重,积极治疗原发疾病。⑤ 坚持平衡膳食,防止维生素或微量元素缺乏引起的"隐性饥饿"。⑥ 少量多餐,可多进食营养密度较高的食物。

表5.5为不同能量需求老年人推荐的食物摄入量。

119

表5.5 不同能量需求老年人推荐的食物摄入量

能 量	能量需求				
	1400 kcal/d	1600 kcal/d	1800 kcal/d	2000 kcal/d	2200 kcal/d
谷类	200 g	225 g	250 g	300 g	300 g
大豆类	30 g	30 g	30 g	40 g	40 g
蔬菜	300 g	400 g	400 g	450 g	500 g
水果	200 g	200 g	200 g	300 g	350 g
肉类	25 g	50 g	50 g	50 g	50 g
乳类	300 g	300 g	300 g	300 g	300 g
蛋类	25 g	25 g	25 g	25 g	50 g
水产品	50 g	50 g	50 g	75 g	100 g
烹调油	20 g	20 g	25 g	25 g	25 g
食盐	5 g	5 g	5 g	5 g	5 g

161. 老年人常见的骨科疾病有哪些？

随着人口老龄化的不断发展，老年骨科疾病日益影响人们的健康，老年人常见的骨科疾病有：

（1）腰椎疾病。包括腰椎间盘突出、腰椎管狭窄等，一般多由退行性变引起。出现腰部疼痛，可伴有一侧或双侧下肢放射性痛、足底麻木、行走困难等症状。

（2）骨性关节炎。好发于膝关节，出现膝关节疼痛、肿胀、畸形、活动受限等症状。

（3）骨质疏松性骨折。老年人由于骨量减少，骨组织的微结构破坏，形成骨质疏松，造成骨与关节疼痛、驼背等，低能量的损伤即可引起胸腰椎压缩性骨折、髋部骨折、桡骨远端骨折等。

（4）肩周炎。为肩部的盂肱关节粘连性关节囊炎，好发于50岁以上的女性，表现为肩关节僵硬、疼痛，无法举高手臂，活动肩部时疼痛加重。

162. 为什么老年人容易发生低能量损伤性骨折？

低能量损伤性骨折，是指在日常生活中未受到明显外力或受到通常不会引起骨折的外力而发生的骨折，亦称脆性骨折。老年人容易发生低能量损伤性骨折的主要原因有：

（1）骨骼退变。老年人由于骨骼的退行性变，骨钙沉积减少，钙质大量流失，导致骨质疏松。

（2）营养不平衡。部分老年人饮食不科学，导致营养不平衡，时间长了会加重骨质疏松的程度。

（3）运动量少。老年人活动量较少，骨骼缺乏应力刺激，进一步加重了骨钙流失，使骨骼的脆性增加。

（4）基础疾病。部分老年人合并基础疾病,同时视力减退,身体平衡功能差,走路不稳,容易摔倒而导致低能量损伤性骨折。

163. 为什么老年人身高越来越矮?

日常生活中,常常发现老年人的身高越来越矮,老年人变矮的主要原因有:

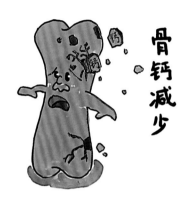

（1）软骨变薄。随着年龄的增大,关节部位的软骨会逐渐变薄,使得骨骼整体长度变短。

（2）关节老化。关节老化会有关节形态的改变,如内翻、外翻,骨头在弯曲的情况下,绝对长度会缩短。

（3）脊柱问题。躯干的高度是由脊柱长度决定的,脊柱长度包括椎体和椎间盘。随着年龄的增长,每一节椎间盘萎缩、变小、变薄,导致脊柱变短,使躯干变矮。另外,由于老年人常有骨质疏松,胸腰椎可伴有不同程度的压缩性骨折,使脊柱变形,产生驼背,也使躯干变矮。

164. 为什么老年人容易患骨质疏松症?

骨质疏松症是一种以骨量减少和骨微结构破坏为特征的,导致骨脆性增加和易发生骨折的一种全身性代谢性骨骼疾病。老年人多发,主要与骨钙含量减少有关,导致老年人骨钙减少的主要因素有:

（1）性激素水平下降。老年女性绝经后雌激素水平下降、老年男性雄激素水平下降,均可导致骨钙的大量流失,以雌激素水平下降为甚。

（2）骨骼退行性改变。随着年龄的增长,成骨细胞的功能不断退化,破骨细胞的功能相对增强,人体的骨骼逐步发生退行性改变,使骨钙沉积减少,钙质大量流失。

（3）消化吸收功能下降。老年人的胃肠道消化和吸收功能远不如年轻人,从胃肠道吸收的钙减少。

（4）活动能力下降。人体正常活动时,骨骼的钙流失与钙沉积处于动态平衡。由于老年人的活动量下降,部分老人需要长期卧床,晒太阳时间少,使维生素D_3合成减少,导致钙的流失量大于钙的沉积量。

（5）药物影响。部分老年人患有基础疾病,需要长期服药,有些药物会影响钙的吸收。

（6）不良生活习惯。部分老年人长期吸烟、酗酒、喝浓茶或咖啡等,均可影响钙的吸收,加快骨量丢失。

165. 老年人骨质疏松症常见的症状有哪些?

骨质疏松症的早期,老年人由于机体感觉功能退化而症状不明显,但随着骨量减少、骨微结构破坏的进一步加重,可出现以下明显的临床症状:

(1)疼痛。疼痛是骨质疏松症最常见的症状,可表现为腰背酸痛或全身多处疼痛,多为慢性钝痛,负荷增加及夜间疼痛加重。

(2)活动受限。骨质疏松引起老年人胸腰部及四肢关节的疼痛不适,活动时加重,使其活动受限,严重时行走、起坐及翻身都困难。

(3)脆性骨折。骨质疏松者由于骨量减少、骨的微结构破坏,使骨的脆性增加,日常生活中的轻微损伤即可引起骨折,如桡骨远端骨折、胸腰椎压缩性骨折、髋部骨折等。

(4)脊柱变形。严重的骨质疏松者,出现胸腰椎压缩性骨折,可使身高缩短和驼背,并导致胸廓畸形,腹部受压,影响心肺功能等。

166. 老年人如何预防骨质疏松症?

老年人骨质疏松症的发病率高,积极采取可行性的预防措施,可降低骨质疏松症的发病率及减轻骨质疏松程度,常用的有效措施有:

(1)合理地锻炼。老年人应增加户外有氧运动,适当的体育锻炼,如打太极拳、散步等可增加骨钙沉积。合理锻炼还可以防止老年性肌萎缩,提高关节韧带的弹性,保持中枢神经系统的敏感性,维持身体平衡,减少跌倒的概率。

(2)适当地晒太阳。保证每天半小时的阳光照射,阳光中的紫外线能促进人体维生素D_3合成,维生素D_3能促进肠道对钙的吸收。

(3)保持健康的生活方式。戒烟、减少饮酒,避免大量饮用咖啡和碳酸饮料,不熬夜。

(4)平衡膳食。营养是维持骨量的重要因素,有些老年人担心出现高血脂,成为素食者,使机体长期得不到动物油脂和含钙量高的食物营养补充,出现低钙。应适量摄入肉、蛋、海鲜、豆类、牛奶等含钙量比较高的食物。

(5)正确使用药物。患有基础疾病的老年人,要定期门诊复查,合理用药,尤其是对糖皮质激素类药物的用量与时间要控制,并适当补充钙剂和维生素D。

167. 老年人患了骨质疏松症如何治疗?

老年人骨质疏松症的治疗方法主要包括以下3个方面:

(1)一般治疗。适当的体育锻炼和晒太阳,平衡膳食,养成良好的生活习惯,调整基础疾病的用药等。

(2)药物治疗。基础疗法(补充钙和维生素D)、激素疗法(雌激素)、促进骨形成药物(氟化物、甲状旁腺激素、生长激素等)、抑制破骨细胞药物(阿仑膦酸钠)、抑制骨吸收药物(降钙素、二磷酸盐等)、中成药(骨康胶囊、仙灵骨葆、金天格胶囊、强骨胶囊等)。药物的选择及疗程都要在医务人员的指导下应用,并定期评估药物疗效,达到个性化治疗目的。

(3)康复治疗。手术矫形,康复锻炼,电磁场疗法等。

168. 老年人得了骨质疏松应该如何运动?

得了骨质疏松的老年人运动前需要对自身进行疾病、运动能力等全面评估。特别是对于已经存在高血压、糖尿病、冠心病、骨关节炎等基础疾病的患者而言,了解病情、评估各项指标的控制情况对于运动时的安全性起着至关重要的保障作用。运动时应该遵照以下原则:① 运动频率。每周4—5天。② 运动强度。中等强度运动量,心率达到最大心率的60%—80%。③ 运动时间。每天30—60 min。④ 运动方式。包括:有氧运动,可提高心肺耐力,是体质健康的核心要素;抗阻运动,即力量训练,可提高肌力及平衡能力;柔韧性训练,以静态牵拉为主,可提升关节的灵活性。⑤ 总运动量。每周150—300 min。⑥ 实施进展。不同的人根据自身的运动能力,酌情调整运动强度,按适应期—提高期—稳定期的进阶,遵循循序渐进的原则。针对骨质疏松或者骨量减少患者的运动处方,有表5.6所示的几种训练方式。

表5.6 骨质疏松或骨量减少患者的运动方法

运动方法	相关建议
抗阻训练(增加肌力和肌耐力)	1. 使用负荷较小的弹力带进行训练; 2. 上肢拉力训练及手的握力训练,用于防治肱、桡骨的骨质疏松; 3. 单腿站立、下蹲加拉力训练;下肢后伸、外展运动;靠墙下蹲训练可用于防治股骨近端的骨质疏松; 4. 直腿抬高、桥式运动、躯干伸肌等运动训练,用于防治胸腰椎的骨质疏松
有氧运动	1. 有运动习惯的人群可以按照世界卫生组织运动建议进行; 2. 平时较少参加体力活动的人群,可以先以慢走、太极拳、广场舞等较温和的运动方式刺激骨骼、增加骨量,防止骨量流失; 3. 每日步行2000—5000 m,防治下肢及脊柱的骨质疏松
游泳及水中负重训练	游泳的运动方式虽然对骨骼刺激较小,但是由于不过度增加膝关节及脊柱负荷,特别适合老年患者及有骨质疏松合并骨关节炎及腰椎病变患者
改善平衡能力训练	对老人而言,针对下肢和核心肌群的平衡训练,可以预防跌倒。除了可以改善骨质疏松以外,还可以减少因为摔倒导致颅脑外伤和骨折的风险

但是老年人一定要注意安全,选择适合自己的运动方式,防止跌倒,避免运动过量或者强度过大,以防脊柱和腰部受损给骨骼增加负担。

169. 老年人跌倒后哪些部位容易发生骨折?

由于老年人骨骼中具有弹性的有机物含量逐渐降低,无机物含量相对增多,使得老年人的骨骼变硬、变脆,容易折断。以松质骨为主的椎体和四肢长骨的两端,由于骨量丢失发生最早、最快,是最常发生骨折的部位。常见的骨折部位有:

(1)桡骨远端骨折。老人跌倒时,常反射性用手去支撑,容易造成接近手腕部位的骨折,即桡骨远端骨折。

(2)胸腰椎压缩性骨折。患有骨质疏松症的老人,跌倒时脊柱的椎体易被压扁,产生胸腰椎压缩性骨折。

(3)髋部骨折。老年人跌倒时身体发生扭转倒地,或股骨大转子受到直接撞击,易引起股骨颈骨折、股骨转子间骨折。

(4)肱骨颈骨折。老人跌倒时,若肘部或肩膀着地,很容易产生上臂接近肩膀的部位骨折,即肱骨颈骨折。

(5)其他。胫骨近端和踝部也是老年人较常见的骨折部位。

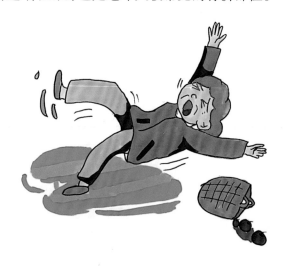

170. 为什么老年人髋部骨折被称为"人生最后一次骨折"?

老年髋部骨折,1年内的死亡率高达30%—50%,是继心血管疾病和恶性肿瘤后的致老年人死亡的又一大杀手,也被称为"人生最后一次骨折"。导致髋部骨折老人的死亡原因,只有少数是因为麻醉、手术相关因素,大多数是长时间卧床的各种并发症,如压力性损伤、坠积性肺炎、下肢深静脉血栓、尿路感染等引起的。所以髋部骨折的老年患者,建议在身体状况允许的情况下尽早行手术治疗,缩短卧床时间,减少卧床并发症,降低死亡率。

171. 为什么老年人容易发生二次骨折?

骨折愈合后在同一部位或其他部位再次发生的骨折称为二次骨折,老年人多见,常见的原因有:

(1) 老年人由于骨质疏松,骨折后植入的内固定物易松动、移位,愈合过程相对迟缓,易发生内固定周围的再次骨折。

(2) 老年人在初次骨折后,由于手术创伤、关节与软组织功能恢复程度的限制,造成老年人活动更加减少,身体素质进一步下降,同时身体平衡功能也下降,易在低能量的损伤下再次发生骨折。

(3) 老年人骨折后长期卧床,骨组织处于完全不负重状态,肌肉收缩量及收缩幅度减小,对骨骼的刺激应力减少,骨组织血液循环减慢,使骨形成减弱,骨质吸收增强,导致骨量丢失,骨强度减低,造成废用性骨质疏松,易发生二次骨折。

172. 老年人骨折如何选择治疗方案?

老年人骨折的治疗必须全面考虑,应选择对全身影响小、安全性大的治疗方法,根据骨折部位、损伤程度、健康状况、老人对预后的期望值等来确定治疗方案,主要有以下3种:

(1) 保守治疗。没有移位的骨折、有移位的骨折经手法复位后能维持解剖位或功能位的骨折,可以选择保守治疗。采取石膏或支具外固定、牵引疗法,6周左右可初步愈合,3个月左右基本达到骨性愈合。

(2) 手术治疗。开放性骨折、不稳定性骨折、骨折断端对周围软组织损伤严重、保守治疗需长久卧床等,一般考虑手术治疗。

(3) 姑息治疗。若老年人体质过弱,有心、脑、肺、肝、肾等重要脏器功能严重受损,不能耐受麻醉,手术治疗可能会发生生命危险,一般采取姑息性保守治疗。保守治疗期间需要长时间卧床的老人,一定要特别注意预防压力性损伤、泌尿系统感染、坠积性肺炎、下肢深静脉血栓、肌肉萎缩、关节僵硬、便秘等并发症的发生。卧床并发症是老年人骨折后死亡的主要原因。

173.老年人骨折术前准备要注意什么?

老年人由于身体机能的退化,对麻醉和手术的耐受力下降,为了预防老年骨折患者术中及术后并发症的发生、促进快速康复,在常规的术前准备基础上,还要注意以下几点:

(1) 多学科会诊。大约70%的老年骨折患者伴有呼吸系统、神经系统、心脑血管系统等基础疾病,多学科会诊可以整体评估手术风险,保证手术安全。

（2）选择手术时机。老年骨折患者若病情稳定,在入院48 h内手术可降低术后30天、1年死亡率,缩短住院时间,改善患者术后的日常生活能力。但对于身体状况较差者应予以针对性治疗,调整老人全身状况后尽早手术受益更大。

（3）营养评估。营养不良会增加老年骨折患者电解质紊乱、贫血、肺部感染等并发症的发生风险,术前应实施个体化的营养管理,及时给予营养支持,有助于改善患者的预后;建议术前6 h开始禁食,术前2 h口服麦芽糊精果糖饮品(糖尿病患者以清水200 mL代替),有助于改善老人围术期口渴、饥饿、疲劳、头晕和胃部不适等。

（4）卧床准备。教会老人术后卧床期间功能锻炼方法,做好体位及床上大小便适应性训练。

（5）预防深静脉血栓。多饮水、加强功能锻炼、皮下注射低分子肝素等,对于已存在下肢深静脉血栓的老人,可植入下肢静脉滤器。

（6）术前宣教。向老人及家属宣教手术方法、麻醉方式、治疗效果及预后,提高患者的依从性,缓解焦虑情绪,减轻心理应激反应;去除首饰及活动性义齿;基础疾病的用药术前可以正常应用(抗凝剂及降糖药物除外)。

174. 老年人全麻术后为什么容易出现谵妄?

术后谵妄是老年人全麻术后常见的并发症之一,表现为认知功能障碍、意识水平下降、注意力不集中、睡眠周期混乱等,为急性、可逆性,通常在术后24—72 h内发生,1周左右好转或痊愈,70岁以上的老人多见。常见的原因有:

（1）老年人重要生理器官储备功能降低,常伴有基础疾病,如高血压、糖尿病、冠心病、肺部疾病等,对手术和麻醉耐受力低,对麻醉药物敏感、代谢缓慢,容易发生术后谵妄。

（2）老年人自身调节功能下降,对手术创伤、出血、体液丢失等导致的机体应激状态易产生异常应激反应,发生谵妄。

（3）医院、手术室的陌生环境,各种仪器设备产生的声响、噪音,医疗性体位限制等因素,也可导致老人精神压力增加,诱发谵妄。

（4）术后疼痛、进食水少、睡眠不足、对预后的担忧等均会诱发老年人术后谵妄。

175. 为什么人工髋关节置换术后不可坐矮板凳、不可盘腿?

老年人髋部骨折,部分需要进行人工髋关节置换术,术后如果坐矮板凳、盘腿、跷二郎腿等,使髋关节过度屈曲、内收和内旋,易造成髋关节假体脱位。所以,髋关节置换术后坐板凳板凳高度不能低于60 cm,禁止坐低矮的沙发,禁止盘腿、跷二郎腿,使髋关节屈曲不超过90°,卧床时患肢保持外展中立位,以防髋关节假体脱位。

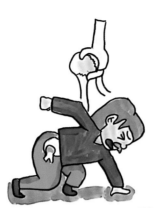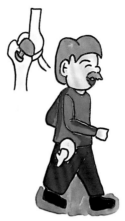

髋关节置换

176. 老年人骨折后饮食需注意什么？

老年人骨折后坚持合理的饮食,有利于骨质的修复,缩短骨折愈合的时间,减少并发症,在饮食上要注意以下几点:

(1)高钙饮食。进食含钙高的食物,利于骨组织的修复。奶类是钙的良好来源,且吸收率高,鱼虾、肉、蛋、豆制品、绿叶蔬菜含钙丰富。

(2)平衡膳食。谷薯类、肉类、蔬菜和水果类搭配合理,适当增加多果胶、多纤维素的食物,如香蕉、绿叶蔬菜等,保持大便通畅。

(3)烹调方法合理。根据老年人的特点,烹调前对食材要进行细致加工,食物应清淡软烂,便于咀嚼和消化。

(4)其他。不喝或少喝酒,不喝浓茶和咖啡;少喝骨头汤,避免摄入过多的脂肪及磷,它们将抑制钙的吸收。

177. 老年人吸烟会影响骨折愈合吗？

我国老年烟民为数不少,世界卫生组织推荐使用的骨折风险预测工具的骨折风险因子中,就包含了吸烟,吸烟可通过以下多种机制影响骨折愈合:

(1)香烟中的尼古丁可刺激血管,引起微小血管痉挛,减少骨折部位的血液供应,从而影响骨折愈合。

(2)吸烟可抑制纤维细胞增生及血管生长,影响骨折愈合期机化的血肿再血管化,减弱成骨细胞的功能,最终影响骨折的骨痂形成。

(3)吸烟可加重老年人的骨质疏松,使骨折部位的稳定性降低,不利于骨折愈合。

(4)吸烟可导致多种炎性介质的分泌,影响骨折局部软组织修复,增加开放性骨折的组织坏死和伤口感染概率。

（5）吸烟可增加血管内血小板黏附，还可使纤维蛋白水平升高及红细胞凝集反应增加，致血液黏稠度升高，使微循环灌注减少，从而降低骨折端周围的血液含氧量，影响骨折的愈合。

178. 老年人骨折后如何预防深静脉血栓？

深静脉血栓是指血液在静脉血管内不正常凝结，使血管腔完全或不完全阻塞，导致静脉回流障碍，致残、致死率很高，是老年人骨折后常见且严重的并发症。预防措施如下：

（1）功能锻炼：早期即开始有效的主被动功能锻炼，病情允许者尽早下床活动，注意患肢保暖，抬高患肢15°—30°，以促进血液循环。

（2）有效镇痛。骨折后的疼痛使机体处于应激状态，导致凝血功能异常，可诱发深静脉血栓形成。

（3）药物抗凝。早期进行预防性、规律性、足疗程抗凝药物治疗，常用的药物有低分子肝素、利伐沙班等。

（4）减少损伤。避免在患肢及下肢静脉穿刺，减少同一条静脉重复穿刺。

（5）物理治疗。长期卧床的老年骨折患者，建议下肢穿医用弹力袜、应用间歇性压力泵。

（6）其他。每日饮水2000 mL以上，最好24 h间隔均匀时间饮水，以稳定降低血液的黏稠度。戒烟、不酗酒，多食新鲜蔬果，保持大小便通畅。

179. 老年人骨折后如何预防肺部感染？

肺部感染是老年人骨折后常见的并发症，也是造成死亡的重要原因。要注意采取以下预防措施：

（1）尽早功能锻炼。上肢骨折的老人术后次日即可下床活动；髋部、下肢、脊柱、骨盆骨折者，卧床期间积极在床上进行相应的功能锻炼。术后1—2周可在床上坐起，复诊能下床后，每日渐进性增加下床活动时间，以增加呼吸的频率和深度，改善肺活量，预防坠积性肺炎的发生。

（2）环境管理。环境安静、舒适、整洁，保证老人睡眠充足；房间空气新鲜，温湿度适宜。

（3）呼吸道管理。观察老人有无体温升高、咳嗽、咳痰、胸闷、呼吸困难等，发现异常及时就医。卧床期间要定时翻身、拍背，教会老人深呼吸、腹式缩唇呼吸、有效咳嗽咳痰，必要时雾化吸入。

（4）营养支持。良好的营养状态，有助于降低肺部感染风险，建议高蛋白、高钙饮食,多饮水,多食新鲜蔬果。

（5）其他。遵医嘱应用镇痛药、祛痰药、抗生素等。

180. 老年人骨折后卧床期间如何预防便秘?

老年人骨折后由于长期卧床、活动与进食减少、疼痛及药物影响等,使老人容易发生便秘,可以采取以下预防措施:

（1）健康宣教。向老人讲解便秘的影响因素及危害性,使其认识到每天定时排便的重要性。

（2）环境适宜。排便时保护老人隐私,指导其放松心情,养成每天定时排便的习惯,卧床期间要锻炼适应床上排便,能下床者尽早下床排便。

（3）合理饮食。每天饮水不少于2000 mL,增加粗纤维和多果胶的食物摄入,如新鲜蔬菜、水果等。

（4）健康运动。在床上勤翻身,有规律地开展功能锻炼,正确按摩腹部,进行腹式呼吸、提肛、双下肢踩单车运动等,以促进肠蠕动。

（5）药物治疗。对术后有便秘倾向的老人,可以预防性应用胃肠动力药、缓泻药或开塞露辅助通便。

181. 老年人骨折后如何预防泌尿系统感染?

老年人骨折后由于长期卧床、护理不当、担心小便不方便而饮水少或留置导尿管等,易引起泌尿系统感染,可以采取以下预防措施:

（1）尽早拔除导尿管,应用吸湿性材料,如尿不湿、纸尿裤、尿垫等。老人如要求穿内裤,则穿棉质宽松内裤并及时更换,用物在太阳下暴晒可以杀死部分细菌。

（2）每日饮水量保持在2000 mL以上,可以多喝汤、果汁等以增加水分的摄入量,从而增加尿量,起到自我膀胱冲洗的作用。

（3）不憋尿,养成2—3 h排尿一次的习惯,用力排尿,减少膀胱残余尿,避免或减少细菌在泌尿系统生长繁殖。

（4）保持会阴部清洁干燥,避免会阴部长时间处于湿热环境而增加细菌增殖。

（5）留置尿管的老人,要及时放空尿袋,保持引流通畅,定期更换尿管及引流袋,尿道口每日至少清洁消毒2次。

（6）积极治疗基础疾病,如糖尿病、泌尿系统结石、前列腺肥大等。

182. 老年人骨折后卧床期间如何预防压力性损伤?

压力性损伤是身体局部组织长期受压,导致血液循环障碍、局部组织持续缺血缺氧而引起的组织坏死,是老年人骨折后卧床期间常见的并发症。主要的预防措施如下:

（1）定时更换体位。避免局部长时间受压，根据老人皮肤压红情况，协助老人每1—2 h更换一次体位，可间歇性解除局部垂直压力；搬动老人时动作要轻柔，避免粗暴拖动，减少摩擦力；小于45°侧卧位，可以减轻受力骨突部位的垂直压力；半卧位同时30°侧卧可有效缓解骶尾部剪切力。

（2）坚持功能锻炼。鼓励老年人在床上早期进行主被动活动，如踝关节屈伸运动、直腿抬高、屈伸髋膝关节、抬高臀部等，以促进全身血液循环和局部减压。

（3）使用减压工具。卧气垫床，应用各种体位垫或软枕，骨突部位贴减压敷料。

（4）倾听主诉。关注老人有无受力骨突部位、支具或石膏固定部位疼痛，及时检查处理。

（5）保护皮肤。保持床单及衣物平整、皮肤清洁干燥，避免潮湿、摩擦及排泄物的刺激。会阴部皮肤可用爽身粉吸湿、造口粉保护，及时处理大小便，避免失禁性皮炎的发生。

（6）改善营养状况。鼓励老人平衡膳食，注意蛋白质及维生素的补充，必要时给予营养支持治疗。

183. 老年人骨折术后的内固定需要取出吗？

老年人由于常患有骨质疏松或其他基础疾病，骨折术后的内固定取出可能导致手术疗效不佳及增加再次骨折风险等，所以老年人的内固定一般不必取出，但以下特殊情况可以考虑取出：① 内固定刺激局部皮肤，造成不适；② 内固定导致局部疼痛、伤口不愈合、功能受限等；③ 内固定周围发生腐蚀性骨吸收、内固定松动或有断裂迹象等；④ 骨折不愈合、内固定周围感染等。

184. 老年女性为什么更容易出现"O"形腿？

膝关节内翻时，人体为了支撑身体的重量，改变下肢力线，行走时膝间距加大，下肢从外形看成"O"形腿，以老年女性多见，主要的原因有：

（1）人站立时，膝关节的内侧压力大于外侧压力，这样更利于行走和稳定，但对膝关节内侧的软骨磨损加大，而外侧松弛，内侧半月板更加向内侧挤压，使膝关节内侧间隙更加狭窄，时间越久就更易形成膝关节内翻。

（2）女性天生骨盆要比男性的宽大、扁平，两侧髋臼之间距离较大，使两侧膝关节之间的距离增大；女性绝经后雌激素水平下降，易发生骨质疏松，从而更容易形成膝关节的内翻畸形。

（3）女性长期穿高跟鞋、盘坐、跪坐等，会给膝关节向外的力量，牵拉膝关节外侧副韧带导致其松弛，在外侧副韧带松弛的情况下，内侧副韧带偏大的力量就会牵拉小腿胫骨向内侧旋转，形成膝内翻。

（4）男性在雄激素的作用下肌肉发达，女性的下肢肌肉不如男性的发达，也使女性更容易出现膝关节内翻。

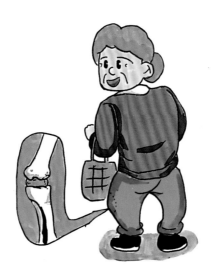

185. 老年人为什么常出现骨关节疼痛？

半数以上的老年人都有轻重不一的骨关节疼痛，常见的原因有：

（1）关节不稳。老年人关节周围的韧带及关节囊逐渐松弛，关节稳定性下降，使关节受力异常，导致关节疼痛。

（2）骨性关节炎。老年人由于长期慢性积累性骨关节面磨损，关节软骨退行性变，导致骨性关节炎，使关节疼痛，活动时加重。

（3）骨质疏松。大多数老年人都有不同程度的骨质疏松，可引起骨与关节疼痛。

（4）滑膜炎。老年人因软骨蜕变与骨质增生产生的刺激，引起关节滑膜水肿、渗出、积液等，出现关节周围肿胀，关节疼痛，劳累后疼痛加重，严重时会引起滑膜囊壁增厚，出现活动受限。

（5）半月板损伤。老年人如果膝关节疼痛，还需要考虑半月板损伤导致。半月板损伤引起的膝关节疼痛可伴有关节弹响，严重时会影响正常行走。

（6）基础疾病。老年人如患有风湿性、类风湿性关节炎，可引起关节疼痛、僵硬。

（7）其他。超重、不当的体育锻炼等，可加速关节的劳损，引起关节疼痛。

186. 老年人患了退行性骨关节炎后如何治疗？

退行性骨关节炎，也称骨性关节炎，是老年人最常见的骨关节疾病，主要是机械和生物因素的相互作用，导致关节软骨细胞、细胞外基质和软骨下骨的合成和降解失衡，从而引起关节结构和功能改变。主要发生在负重关节，尤其好发于膝关节和髋关节。治疗方法有：

(1) 基础治疗。包括健康教育指导、减轻体重、改变生活方式、避免负重及上下楼梯，应用辅助行走器具、物理治疗等。

(2) 药物治疗。口服非甾体抗炎药及修复关节软骨的药物等。

(3) 关节腔注射。对口服药物治疗效果不佳的患者，可以尝试关节腔注射透明质酸钠治疗。

(4) 关节镜手术治疗。在关节镜下行滑膜切除、关节腔清理等。

(5) 膝关节周围截骨术。主要包括高位胫骨截骨术和股骨远端截骨术。

(6) 关节置换术。主要包括人工股骨头置换术、人工全髋关节置换术、膝关节单髁置换术、全膝关节置换术等。

187. 老年人为何常有足跟痛？如何减轻疼痛？

老年人常有不同程度的足跟痛，引起老人足跟痛的主要原因及减轻疼痛的措施如下：

(1) 微小骨折。老人多伴有骨质疏松，骨小梁的水平丢失较明显，残存的骨小梁在应力作用下，跟骨体积的下降较面积下降显著，导致跟骨弹性减低，常合并跟骨微小骨折，而产生足跟痛。遵医嘱应用药物止痛，积极治疗骨质疏松。

(2) 跟骨骨质增生。老年人跟骨退行性改变，可在跟骨下方出现骨质增生，即骨刺。骨刺压迫跟骨周围软组织，可引起足跟痛。遵医嘱应用药物止痛，若保守治疗效果不佳，可考虑行手术切除骨刺，缓解症状。

(3) 足底筋膜炎。足底筋膜的起点位于跟骨内侧，上下楼梯或负重行走可使足底筋膜承受较大负荷，时间长久出现筋膜炎症，表现为足跟痛，行走时疼痛加重。急性期需避免行走，行温水泡脚，应用药物止痛。

(4) 跟腱止点病变。跟腱与跟骨结节的连接处发生退行性改变，可出现足跟痛，上下楼梯或运动后疼痛加重。温水泡脚有利于改善血液循环，可缓解疼痛；疼痛严重遵医嘱应用止痛药物；若疼痛顽固，可考虑手术治疗。

(5) 其他。老年人足跟垫弹力下降，足底脂肪垫萎缩，跟骨承担力量增大，可出现足跟痛。应避免长时间行走，穿有弹性的厚垫鞋，以保护足跟，减轻局部摩擦和疼痛。

188. 老年人患了肩周炎如何自我护理？

肩周炎又称肩关节周围炎，表现为肩关节活动受限，肩部疼痛、怕冷、压痛、肌肉痉挛与萎缩，多发于50岁以上的中老年人，以保守治疗为主，主要的自我护理措施有：

(1) 功能锻炼。协助老人进行患肩拉伸锻炼，做手指爬墙、仰卧位抱头、手臂前后摆动、双臂画圈运动等，以促进肩关节的活动度、避免肩关节僵硬及肩关节周围肌肉萎缩。疼痛明显时注意肩关节休息，避免过多运动；恢复期注意做肩关节的前屈后伸、内收外展、内旋外旋等基本活动。

（2）体疗。局部按摩、推拿,可以预防及减轻肩关节僵硬。

（3）理疗。红外线照射、热水袋热敷,可促进肩关节周围组织血液循环,加速炎性水肿的消退,软化粘连挛缩的韧带和关节囊,从而缓解疼痛,但要注意避免烫伤。

（4）防寒保暖。注意局部保暖,避免肩部受凉,受凉后会加重肩周炎症状。

（5）保护患肩。不用患侧上肢提、举重物;尽量取健侧卧位或平卧位,避免挤压患肩;健侧卧位时,可以在患侧上肢与胸壁间垫软枕,使肩关节放松,缓解肩部疼痛。

（6）正确穿脱上衣。穿衣时先穿患侧衣袖、再穿健侧,脱衣时先脱健侧衣袖、再脱患侧。

189. 老年人患了肱骨外上髁炎要注意什么?

肱骨外上髁炎因好发于网球运动员,又称"网球肘",是前臂伸肌群总肌腱起点受到持续、反复牵拉,导致肌腱退行性改变、微小撕裂伤,引起肘部疼痛的软组织损伤性疾病,是经常做家务、抱孙子的老年人常见的慢性损伤性疾病之一,很容易复发,治疗好转后要注意以下几点:

（1）发病初期。停止患肢一切工作;局部热敷、保暖;涂抹消炎止疼外用药,如扶他林,疼痛严重者可口服非甾体消炎止痛药。

（2）恢复期。适当进行肘部按摩及前臂肌力训练,可以缓解疼痛及预防复发。

（3）反复发作者。前臂可以使用加压抗力护具,起到保护前臂伸肌群肌腱的作用;严重的"网球肘"且反复发作者,可考虑关节镜微创手术治疗。

（4）保护肘关节。不要使肘部过度劳累,如长时间抱孩子,提菜篮或较重的东西;肘关节不要频繁做屈伸动作、不要突然用力过猛,长时间单一的肘关节负荷运动,如手工作业、刀板上剁肉等会使症状加重。

190. 当出现肌肉痛、关节痛时,我们应该注意哪些方面?

肌肉痛、关节痛在我们老年人的生活中是很常见的:

（1）如果因为疲劳引起肌肉痛,就要注意好好休息,或做运动量较小的活动,保持充分的睡眠,也可以洗洗热水澡、按摩,来促进血液循环。肌肉剧烈疼痛时,就不要勉强活动,需要多多休息。

（2）出现关节痛时,就要避免关节长时间暴露在冷气房或寒冷的天气中,以及湿气大的地方,每天做少量运动、洗热水澡,促进血液循环;洗澡时要避免水温过高,以免发生烫伤;洗澡后起身时,要缓慢地改变姿势,不要心急,以免头晕而跌倒。如果是意外事故、或跌落、或感染之后发生的关节痛时,需立即就医治疗,同时注意观察有无骨折或创伤现象,另外关节疼痛有转移时,应及时到医院就诊接受治疗。

191. 老年人如何选择止痛药物?

老年人由于器官功能下降,对药物代谢缓慢,在使用止痛药物时要注意以下几点:

(1)给药途径。老年人应优先选用局部镇痛药物,如局部贴剂、膏剂等,可以避免或减轻药物的全身不良反应;使用全身镇痛药物时应选用侵袭性最小的给药途径,首选口服途径,其次才考虑注射途径;对于有吞咽困难或不能口服镇痛药物的老人,应选用透皮给药、经直肠或口腔黏膜等方式给药。

(2)药物持续时间。严重的阵发性疼痛需要使用快速起效和持续时间短的药物治疗;对于持续性疼痛,按时镇痛是最有效的方式,应给予长效或缓释制剂治疗。

(3)联合镇痛。在单一药物无法缓解疼痛的情况下,可以使用具有互补作用机制的药物联合应用,发挥协同镇痛作用,以减轻单一药物的不良反应,取得更好的镇痛效果。可同时使用非药物方法,如物理疗法、认知行为疗法和针灸等。

(4)个体化镇痛。不同的老人对疼痛和镇痛药物的反应存在个体差异,应考虑个体因素,应用最小剂量的药物达到最佳的镇痛效果。同时必须充分考虑老年人已患的基础疾病及应用的药物,以尽量减少发生药物-疾病、药物-药物相互作用的可能性。

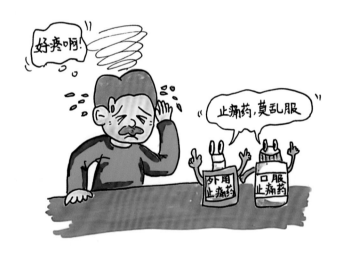

192. 服用止痛药有没有什么讲究?

目前在治疗中经常使用的镇痛药物可以分为三大类:

(1)最基础的非甾体类抗炎药物。也就是平常所说的"止疼片",在我们日常生活中经常被使用,可减少局部组织水肿和疼痛,具有解热、镇痛和抗炎作用,所以一有"头疼脑热",经常就会想起它,吃一片"止疼片"症状也就缓解了。非甾体类抗炎药物种类繁多,大家熟悉的有阿司匹林、布洛芬、塞来昔布、双氯芬酸、吲哚美辛、依托度酸、醋氯芬酸等。此类药物主要不良反应是胃肠道不适,一般都应饭后服用,并配合护胃药物一起使用。

（2）阿片类药物。根据镇痛的强度，阿片类药物也分为强弱两类，弱阿片类药物包括可待因等；强阿片类药物包括吗啡、羟考酮、芬太尼等。

（3）辅助镇痛药物。这类药物并不能起到直接的止疼效果，但是却能协同止疼药物一起发挥作用，这类药物包括激素、抗抑郁药、抗癫痫药、局部麻醉药等。

镇痛药的使用原则："轻度疼痛"推荐使用非甾体类抗炎药物；"中度疼痛"推荐使用弱阿片类药物；"重度疼痛"推荐使用强阿片类药物。但是老年人如果出现疼痛，一定要在医生指导下使用止痛药，不可自行盲目服用，也不可随意增加或减少用量。

193. 什么叫下肢静脉曲张？

下肢静脉曲张指下肢浅表静脉伸长、扩张、迂曲呈曲张的状态。下肢静脉曲张是血管外科的常见病，严重者如"蚯蚓状"外观，早期可仅有外观上的改变，或久站后小腿酸胀感，晚期则会出现各种并发症，如小腿水肿、皮肤色素沉着、脂质硬皮病、慢性溃疡经久不愈（俗称"老烂腿"），甚至曲张静脉破裂出血。

194. 老年人为什么更容易患上带状疱疹？老年人患上带状疱疹可能有哪些后遗症？

带状疱疹患者在各个年龄段均有分布，但其发病率随着年龄的增长呈单调上升趋势，尤其是50岁及以上人群带状疱疹发病率较高。这种明显的年龄相关性可能与50岁以后人体内带状疱疹病毒相关记忆CD4$^+$细胞逐渐减少相关。

老年带状疱疹患者皮肤损伤愈合后并不代表带状疱疹的痊愈，部分老年患者会出现带状疱疹的后遗症，主要有：

（1）带状疱疹后遗神经痛。带状疱疹后遗神经痛指皮疹发生后3个月以上的疼痛。疼痛类型可以是烧灼样、针刺样等，亦可以是痛觉超敏，即非伤害性刺激如轻触就可感觉到疼痛。患者常伴随睡眠障碍、精神焦虑、抑郁、体重下降以及社会生活受到影响，同时在寻求疾病的治疗时也大大加重经济负担。

（2）带状疱疹后遗瘙痒。带状疱疹皮损消退后也常出现部分患者局部皮肤顽固瘙痒，有些可在长期口服加巴喷丁/普瑞巴林的情况下好转，也有患者得不到有效治疗。

（3）带状疱疹后同位反应。同位反应指在第一种皮肤病好转后，同部位发生第二种皮肤病的现象，包括黑头粉刺、环状肉芽肿、良恶性肿瘤、局限性硬皮病、扁平苔藓、反应性穿通性胶原病、类天疱疮、坏疽性脓皮病等。

（4）带状疱疹相关症候群。带状疱疹的皮肤损害一般在2—4周内可得到显著改善，仅留下局部色素沉着，但这并不意味着带状疱疹的痊愈，患者仍可能会伴随各种各样带状疱疹相关症候，如疼痛、瘙痒、麻木或出现其他皮损等。故将以上由于带状疱疹所产生或遗留一系列相关症候统称为带状疱疹相关症候群。

第6章

老年人出现不舒服的应对

1. 老年人出现听力障碍应如何处理？

目前尚无有效的手段治疗老年性耳聋,老年人可以通过各种方法减缓老年性耳聋的进展,减轻对日常生活的困扰:① 首先要定期监测听力,早发现,早治疗。② 日常生活中注意做好安全防护,例如,为使老年人对报警器有反应,报警器可以设计成声音和光线同时发出刺激信号的装置;在家中门铃可与室内灯相连接,以便老年人在家中应门;此外,还可给家庭中的电话听筒增加扩音装置等。③ 经专业人员测试后,根据需求和经济情况选戴助听器,如盒式助听器、眼镜式助听器、耳内助听器等。④ 建立良好的生活方式。根据自己的身体状况和条件,选择适当的运动,如散步、慢跑、打太极拳、做八段锦等,促进全身血液循环,使内耳的血液供应得到改善;清淡饮食,多吃新鲜蔬果,一些中药和食物,例如葛根、黄精、核桃仁、山药、芝麻、黑豆等,对于延缓耳聋的发生也有一定的作用,应戒烟限酒,保持情绪稳定,避免劳累。

2. 老年人出现鼻出血应如何处理？

在鼻出血处理中,应遵循"急者治其标,缓者治其本"的原则,对活动性鼻出血应首先紧急止血,根据出血的轻重缓急、出血部位、出血量及病因,选择不同的止血方法,可采用压迫法,手指紧捏两侧鼻翼10—15 min,也可用手指横行按压上唇部位,同时冷敷前额和后颈部,此方法适用于出血量少且出血在鼻腔前部的情况,老年人在家中发生鼻出血可采取此方法,待稳定后再进行病因治疗。另外,针对病因采取相应的措施可有效地减少鼻出血的发生:① 预防感冒,减少剧烈咳嗽、打喷嚏,不挖鼻,不用力擤鼻,勿将异物置入鼻腔。② 保持鼻腔湿润。③ 合理饮食,多吃蔬菜水果,忌辛辣刺激的饮食。④ 防止便秘,保持大便通畅。⑤ 保持心情平和。⑥ 对中老年患者,应加强对心肺等疾病相关知识的了解,定期防治原发病,尤其是高血压患者,需保持血压稳定。

3. 老年人出现牙齿脱落该如何处理？

随着年龄的增长,老年人会出现牙齿脱落,牙齿脱落后咀嚼能力会受到很大影响,造成吃东西咀嚼不细致,引发消化不良等问题,不利于身体健康,另外,缺少牙齿的支持,面部塌陷,影响美观。老年人牙齿脱落,可以通过种植牙、镶牙等方式来改善。种植牙适用于部分或个别缺牙者,可以修复老人的牙齿缺损或缺失,使老年人口腔与外貌之间达到协调自然的美观效果,改善咀嚼功能。镶牙主要针对牙齿缺损、牙列缺失甚至全口无牙者,包括活动义齿、固定义齿、种植义齿及全口义齿等,可帮助老年人恢复咀嚼功能,改善外观,但是对老年人的牙龈有一定的刺激,所以镶牙后要做好口腔清洁。

4. 老年人出现牙龈出血该如何处理?

牙龈出血的原因很多,一般可分为局部性和全身性两种。局部原因引起的牙龈出血,常见于患牙龈炎和牙周炎的患者。这些患者由于不经常刷牙,或由于刷牙的方法不正确,在牙龈边缘的地方产生牙石。牙石是一种坚硬的矿物质,对牙龈有刺激作用,能引起牙龈发炎、肿胀、充血,刷牙时稍碰一下,就会使牙龈出血,在牙刷上留下血痕。老年人遇到这种情况,不用担心,因为这类出血,在刷牙完毕后,很快就会停止。另外,如龋齿已毁坏牙冠的大部(医学上叫残冠),残冠表面有锋利的牙釉质组织,像小刀一样刺割着牙龈而引起牙龈出血;有些老年人因吃东西不慎,把骨头刺入牙龈里,也能造成牙龈出血,但这种出血只发生在个别牙齿的牙龈上,拔除残冠、去掉骨刺后,出血就会停止;有些人因使用牙签不当,剔伤牙龈而出血,这种出血,只要停止剔牙或改正使用牙签的方法,出血也会很快停止。有一部分牙龈出血是由于全身性疾病所引起的,这类牙龈出血往往是全身疾病的临床症状之一,它对全身疾病的诊断有一定的帮助,治疗也要特别小心。

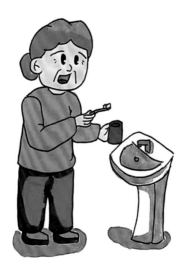

5. 老年人出现哪些症状可能是患上了白内障? 该如何处理?

年龄相关性白内障,是最常见的后天性原发性白内障,多发生于老年人,故又称老年性白内障,是最主要的致盲原因之一。发病率随年龄增长,多为双眼发病,但发病有

137

先后,主要表现为无痛性、进行性视力减退。目前药物治疗效果不佳,主要以手术治疗为主。

(1) 手术时机。一般认为白内障成熟期为最佳手术时机。近年由于显微手术技术的快速发展,如果视力下降影响工作和生活质量,即主张手术。

(2) 手术方法的选择:① 白内障囊外摘除联合人工晶体植入,已成为目前最广泛使用的手术方法之一。② 白内障超声乳化吸出术:用超声乳化仪将硬的晶状体核粉碎使其呈乳糜状,通过小切口将之吸出,保留后囊膜。优点是手术时间短,切口小,不需要缝合,炎症反应轻,术后散光小,视力恢复快,可同时进行人工晶体植入,是目前被公认的最安全有效的白内障手术方法之一。③ 飞秒激光辅助的白内障手术:目前流行的白内障超声乳化联合人工晶体植入手术,虽然使患者术后视觉质量大大改善,但是仍有术后散光、连续环形撕囊技术不佳致前囊不圆等问题。飞秒激光技术可以帮助解决这些问题,能更好地提升患者术后的视觉质量。

6. 老年人出现哪些症状可能是患上了青光眼? 该如何处理?

青光眼通常是因为眼睛的压力增高,引起视神经的损害,造成视力下降或视野缩窄、看东西范围变窄的一种类型的疾病,好发于老年人。青光眼是不可逆性致盲眼病。我国青光眼患者总人数及因青光眼致盲人数均居世界首位。

青光眼在早期没有明确的症状,但在具有极高眼压的情况下会有症状,如眼痛、头痛、视力下降、视物模糊,看东西带彩虹圈,部分会出现恶心、呕吐。青光眼的主要治疗方式有滴眼药水、口服降眼压药物、激光治疗、手术等。老年人出现上述眼部症状应尽早去医院检查处理。

7. 老年人出现哪些症状可能是患上了结膜炎? 该如何处理?

结膜炎,俗称"红眼病",是由细菌或病毒感染所引起的传染性眼病。表现为突发结膜充血,烧灼感、痒、分泌物多,视力一般不受影响。检查可发现眼睑红肿、睑结膜充血等。2013—2020 年中老年人结膜炎的发病率呈上升趋势。

多数结膜炎需要使用抗细菌、抗病毒或者抗真菌的药物来治疗,主要是以局部用药为主,症状通常会在用药后的 1 周内消失。严重的细菌性感染,需口服或注射抗生素治疗。

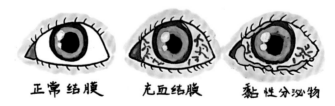

正常结膜　　　充血结膜　　　黏性分泌物

8. 老年人头晕/眩晕是怎么回事？有哪些病因？

随着生活方式的改变以及老龄化进程的加深,老年人群头晕、眩晕发生率日渐增多,其主要特征是出现旋转运动的错误感觉,老年人有明显的外物或自身运动感,如旋转、晃动、平衡障碍等,伴有恶心、呕吐,甚至跌倒,常突然发病并伴有明显的恐惧感,这些情况导致老年人在日常活动中受到限制,对其身心健康及生活质量产生严重的影响。头晕、眩晕病因大致分为以下几种:① 以脑血管病、前庭性偏头痛等为代表的中枢神经系统损伤;② 以良性阵发性位置性眩晕(BPPV)、迷路炎、梅尼埃病等为代表的与前庭功能紊乱有关的外周性眩晕;③ 常由行为因素介导或心理因素参与的精神源性眩晕和头晕;④ 肌肉骨骼系统疾病也可导致老年人出现头晕、眩晕及步态不稳等。BPPV、前庭神经炎、前庭性偏头痛和梅尼埃病是门诊就诊人群中眩晕的4种最常见原因。

9. 老年人出现头晕、眩晕如何治疗？

老年人发生头晕、眩晕可由多因素导致、多系统参与,可采取综合、个体化的模式进行治疗,如对症治疗:急性期或发作期应卧床休息,防止跌倒。若考虑急性脑血管病变,则积极控制危险因素,做好脑血管病的二级预防,防止卒中的进展或复发。若排除急性脑血管病后,可给予相应的药物进行对症治疗。

病因治疗:良性阵发性位置性眩晕(BPPV)的治疗方法包括耳石重新定位(CRP)、前庭康复、观察和手术等。① 非药物治疗:埃普利手法、莱姆伯特手法。② 药物治疗:前庭抑制剂,如苯海明、异丙嗪和美卡嗪,偏头痛等原因导致的急性头晕可用曲坦类药物等。眩晕时间长并伴恶心呕吐者,可用止吐剂和补液对症支持。③ 外科治疗:手术堵塞后管可用于严重的、难治的BPPV病例,其他手术方法包括后管激光骨化和后壶腹神经横断等。④ 其他:针对副神经节瘤,新的放射治疗方法是一个探索方向。

10. 老年人常发生疼痛是怎么回事？有哪些原因？哪些疾病会引起老年人疼痛？

世界卫生组织和国际疼痛学会指出,疼痛是真正存在的组织损伤或潜在的组织损伤所引起的一种不舒服的感觉,它是继体温、脉搏、呼吸、血压后的第五大生命体征。疼痛是一种复杂的生理心理活动,也是疾病的信号,更是引发身心疾患的诱因,慢性疼痛是21世纪最普遍、治疗花费最高的健康问题之一,资料显示,65岁以上的老年人80%—85%存在一种或一种以上的诱发疼痛症状的疾病,老年慢性疼痛的发生率为25%—50%,对老年人的生活质量影响非常大。

导致老年疼痛的原因有许多:通常由导致组织损伤的刺激引起,包括内源性和外源性刺激。内源性刺激主要由于组织细胞发炎或损伤时释放生物活性物质而产生。外源性刺激包括温度刺激、化学刺激、物理损伤、病理改变、心理因素等。① 温度刺激：比如高温可引起灼伤，低温会导致冻伤引起组织疼痛。② 化学刺激：一些化学物品如强酸、强碱可直接刺激神经末梢，导致疼痛。③ 物理损伤：如刀切割、针刺、碰撞等，都可以使局部组织受损而引起疼痛。④ 病理改变：主要是疾病造成的疼痛，比如肠痉挛或肠胀气会引起腹痛等。⑤ 心理因素：如疲劳、睡眠不足、用脑过度等可导致功能性头痛。

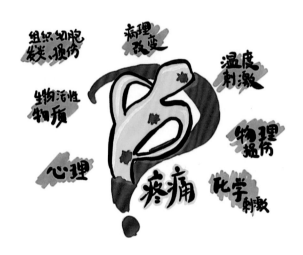

引起老年人疼痛的疾病有很多，比较常见的疾病有骨关节炎、类风湿性关节炎、痛风、骨质疏松症、肩周炎、腰椎间盘突出症、膝关节炎、心绞痛、颈椎骨性关节炎、三叉神经痛、抵抗力下降引起的带状疱疹、糖尿病性神经痛、肋间神经痛、颅脑疾患引发的头痛、口腔疾患引起的牙痛、肝胆胰疾患引发的内脏痛、晚期癌症等。

11. 疼痛对老年人的健康有哪些不良影响？

疼痛是一个人的主观感觉。疼痛对心血管系统、呼吸系统、内分泌系统、免疫系统都会造成不同程度的影响，会诱发心肌缺血、呼吸衰竭、抵抗力下降等不良反应，而疼痛造成的不愉快经历将直接影响老人的心理健康，容易产生焦虑、恐惧、抑郁等不良情绪，影响老人的社交和生活质量，使他们处于消极情绪的恶性循环之中。因此，疼痛不仅让老人遭受痛苦，还可能对机体造成不良影响，破坏机体的平衡，出现各种并发症，甚至出现致命的后果。

12. 老年人发生头痛，应该如何减轻疼痛感？

我国面临的人口老龄化问题越来越严峻，老年人群的健康问题受到更多关注。虽然老年人头痛发病率随年龄增长而逐渐下降，但头痛仍是老年人最常见的主诉之一。老年人发生头痛后，除要去医院急诊科或神经科就诊对症处理，还可采用以下护理措施减轻老年人疼痛感：① 一般护理。保持环境安静，避免声、光刺激，让老年人可以安静地休息。② 避免诱因。告知老年人避免一些诱发或加重头痛的因素,如感冒、情绪紧张、饮酒、用力性动作等,不吃能够诱发头痛加重的食物,如过油、过咸、高脂、冰冷寒凉、辛辣刺激和容易引起胀气的食物,咖啡、浓茶等也应避免,多吃清淡易消化富含营养的食物。③ 转移注意力。深呼吸,听舒缓音乐,采用物理磁疗法、局部冷(热)敷法、指压止痛法等,有条件时吸氧。④ 心理疏导。理解同情老年人,耐心解释,适当诱导,鼓励老年人消除不安、焦虑、恐惧等不良情绪,保持情绪稳定,安静休养。⑤ 用药护理。不可大量使用止痛药,应遵医嘱正确服药。

13. 老年人感染幽门螺杆菌怎么办?

检查出感染了幽门螺杆菌,成年人都应根除治疗。有研究表明,40岁以前根除治疗的获益最大。当然,任何年龄根除都是利大于弊。以下疾病和人群必须根除治疗:消化性溃疡;胃黏膜相关淋巴组织淋巴瘤;幽门螺杆菌阳性的慢性胃炎伴消化不良;慢性胃炎伴胃黏膜萎缩或糜烂,尤其是伴有肠化和异型增生者;术后胃;长期服用质子泵抑制剂(拉唑类);消化道癌家族史,尤其是一级亲属;计划长期服用非甾体抗炎药,如阿司匹林、华法林、布洛芬等;一些与幽门螺杆菌感染相关的胃外疾病,如贫血。

根据第五次全国幽门螺杆菌感染处理共识报告,目前推荐含铋剂的四联疗法:即两种抗生素＋一种质子泵抑制剂＋一种铋剂;疗程10—14天;口服。完全停药4周后,复查碳13或碳14,如果结果阴性,则表明根除成功。

14. 老年人出现反酸、烧心怎么办?

老年人出现反酸和烧心症状,首先要确定是否发生了胃食管反流,要和食管性反流和呕吐相鉴别。胃食管反流患者诉胸骨后烧灼感,多在饱餐后、弯腰或平卧时发生,常伴有胃内容物反流入口,因此具有酸味。食管梗阻所致的食管性反流无酸味,也无恶心及呕吐动作,可以借此与呕吐鉴别。处理上首先避免一些诱发因素:某些药物(胆碱受体阻断药、稀盐酸、咖啡因、多巴胺、钙拮抗剂等)可导致医源性食管下括约肌压力降低,引起食管反流;饮酒、吸烟、高脂饮食、食用巧克力及薄荷、使用留兰香等香料也可诱发食管反流。发生胃食管反流的治疗原则是:

(1) 改变生活方式,抬高床头、睡前3 h内不进食、避免高脂肪食物、戒烟酒、减少摄入可以降低食管下段括约肌压力的食物(如巧克力、薄荷、咖啡、洋葱、大蒜等)。体重超重是胃食管反流的危险因素,减轻体重可减少胃食管反流患者反流症状。

(2) 抑制胃酸分泌,抑制胃酸分泌包括初始与维持治疗两个阶段。胃食管反流治疗中最常用的抑酸药物有奥美拉唑、兰索拉唑、泮托拉唑、雷贝拉唑和埃索美拉唑等。

(3) 使用促动力药物,在胃食管反流治疗中,抑酸药物治疗效果不佳时,考虑联合应用多潘立酮、伊托必利、莫沙必利等促动力药物,特别是对于伴有胃排空延迟的老年患者。

（4）手术内镜治疗,包括内镜缝合(胃腔内折叠术)、射频治疗、内镜下注射治疗或植入治疗等,具有创伤小、安全性较好的特点,但疗效尚需进一步评估。

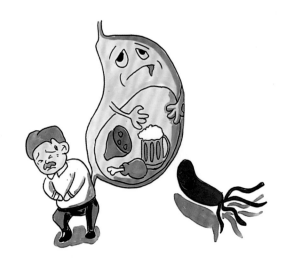

15. 老年人出现上腹不适、进餐后饱胀怎么办?

老年人出现上腹部不适、进餐后饱胀症状,根据罗马Ⅳ诊断标准,符合以下标准可诊断为功能性消化不良:① 存在以下一项或多项——餐后饱胀不适、早饱、中上腹痛、中上腹烧灼感症状;② 呈持续或反复发作的慢性过程(症状出现至少6个月,近3个月症状符合以上诊断标准);③ 排除可解释症状的器质性疾病(包括胃镜检查)。

功能性消化不良的治疗原则是缓解症状、提高患者的生活质量:

（1）一般治疗:帮助患者认识和理解病情,建立良好的生活方式和饮食习惯,避免吸烟、饮酒及服用非甾体类抗炎药。避免食用可能诱发症状的食物。注意根据患者不同特点进行心理治疗。生活要有规律,保证充足的睡眠,保持良好的心态,适当参加运动和力所能及的体力劳动。

（2）药物治疗:目前尚无特效药物,主要是经验性治疗:① 适度抑制胃酸,适用于以上腹痛、灼热感为主要症状的患者,可选择H受体拮抗剂或质子泵抑制剂。这类药物起效快,对酸相关的症状如反酸、恶心、易饥饿等有一定缓解作用。可根据患者症状按需治疗,不宜长期使用消化性溃疡治疗的标准剂量。② 促胃肠动力药物疗效显著优于安慰剂,一般适用于以餐后饱胀、早饱为主要症状的患者,且不良反应轻,如多潘立酮、莫沙必利或依托必利等。对疗效不佳者,可联合使用抑酸药和促胃肠动力药。③ 助消化药消化酶制剂可作为治疗消化不良的辅助用药,改善与进餐相关的上腹胀、食欲差等症状。④ 抗抑郁药,上述治疗疗效欠佳且伴随精神症状明显者适用。

16. 老年人吃饭出现胸口不适、哽噎，有可能是什么情况？预防食管癌，老年人日常应该注意什么？

早期食管癌的临床表征不具有特异性，只是在吞咽食物时出现不适感，随着病情的发展，病情逐渐进行演变，患者先后难以咽下干食物—半流质食物—唾液，所以一旦发现患者出现吞咽障碍，需要立即进行筛查，以便及时地发现食管癌病变，达到早发现、早治疗的目的。

食管癌的诱病因素与人群的年龄、性别特点、从事职业、饮食与生活习惯息息相关，相关调查显示，食管癌患者发病原因较为复杂，集多种病因于一身，体内微量元素与维生素缺乏、饮食不规律、口腔不卫生、长期吸烟喝酒、真菌感染等都会引发食管癌。

首先，需要养成健康的饮食习惯，多食用富含蛋白的食物，并且要保证果蔬、水分的摄入量，禁食油腻、辛辣等刺激性的食物，并且需要尽早戒除烟酒等高危因素，避免体内吸收过量亚硝胺。

其次，身处食管癌高发地区的人群，尤其是中老年具有食管癌或恶性肿瘤的遗传病史的人群应进行食管癌的筛查，一旦发现患者出现吞咽障碍，需要立即进行筛查，以便及时地发现食管癌病变，达到早发现、早治疗的目的。

最后，需要养成规律性的生活习惯，每天进行适当的体育锻炼，平时注意劳动量，以防劳累过度而加重病情。

17. 老年人腹痛腹胀、大便数日未解，有可能发生了什么情况？可以自己在家使用开塞露等进行通便处理吗？应该做哪些检查？

便秘是老年人常见的症状之一，但是如果同时出现腹痛腹胀，大便停止排出、数日未解，就要警惕肠梗阻的发生。

肠梗阻是指任何原因引起的肠内容物通过障碍，典型症状是痛（腹痛）、吐（呕吐）、胀（腹胀）、闭（停止排便排气），是临床常见的并且具有潜在危险性的外科急腹症之一，早期进行正确的诊断和治疗能有效提高治愈率、降低死亡率。随着我国逐步迈进老龄化社会，老年性肠梗阻的发病率在肠梗阻发病比例中呈逐渐上升的趋势，而且老年人肠梗阻因其隐匿性高、病因复杂、病情发展迅速，且肿瘤已逐渐上升为首位的病因，常并存冠心病、高血压、糖尿病等疾病，造成诊断难度大、治疗风险高，如不能及时、有效地处理，很容易从症状轻微发展到肠坏死、感染、中毒甚至休克，病死率很高。所以老年人出现上述情况一定要去医院及早就医，不建议在家自行使用开塞露等进行通便处理，以免延误治疗。

肠梗阻的诊断并不困难，但是找到原发病因才是治疗的关键。一般来说，通过腹部超声、腹部X线检查就可以得出肠梗阻的诊断，再结合CT检查或钡剂灌肠、血液的实验室检查等结果,可以进一步明确引起肠梗阻的病因,从而进行对因治疗。

18. 老年人出现大便带血怎么办?

大便带血的病因较多而复杂,症状不典型甚至隐匿,预防的关键在于早期发现、积极治疗,预防消化道出血的发生。出现大便带血,要注意观察便血的颜色,是暗红色、鲜红色还是果酱色;便血量的多少,与排便的关系,是血液滴下还是喷射状出血,血液是附着在粪便表面还是与粪便混合;便血时的伴随症状,有无腹痛、腹部包块,有没有里急后重,有无伴发热等。对怀疑消化道出血的老年人,应及时进行胃镜、肠镜或小肠镜等相关检查,以便明确病因,积极治疗。

19. 什么是尿失禁? 导致尿失禁的原因有哪些?

尿失禁是尿液不自主地从膀胱尿道中流出,分为四种类型:真性尿失禁、充溢性尿失禁、急迫性尿失禁、压力性尿失禁。① 真性尿失禁是尿液持续从膀胱尿道中流出,几乎没有正常的排尿,膀胱呈空虚状态。多见于外伤、手术等引起的膀胱颈和尿道括约肌的损伤。② 充溢性尿失禁也称假性尿失禁,是膀胱功能完全失代偿,呈慢性扩张,膀胱过度充盈,尿液不断溢出。各种原因所导致的尿潴留,都可能会出现充溢性尿失禁。③ 急迫性尿失禁为严重的尿频尿急,膀胱不受意识控制地排尿,常见于神经源性膀胱、膀胱炎等,由膀胱的不随意收缩引起尿液流出。④ 压力性尿失禁是腹压突然增高,比如咳嗽、打喷嚏、大笑、提重物等导致尿液不受控制地流出。老年女性因雌激素水平减退,盆底肌张力减弱易发生压力性尿失禁。

20. 老年人出现尿失禁怎么办?

尿失禁的治疗因种类不同,方法不同。比如真性尿失禁主要是神经损伤造成的,治疗上主要以营养神经支持治疗为主;充溢性尿失禁主要是急慢性的尿潴留造成的,首先要留置导尿管引流出尿液,然后要积极治疗前列腺增生等相关疾病;急迫性尿失禁主要是泌尿系统感染、结石、肿瘤等因素引起的排尿急迫感造成的,治疗上一方面要用对症治疗的药物,另一方面要针对病因进行处理,如抗炎、手术等;压力性尿失禁主要是尿道括约肌张力降低造成的,可以口服药物治疗,严重的要住院进行尿道中段悬吊手术治疗;失能老年人尿失禁可采用尿垫或成人尿不湿,老年男性可采用接尿器或假性导尿装置,保持老人会阴部及骶尾部皮肤清洁干燥,防止压疮和失禁性皮炎的发生。

21. 什么是排尿困难?

排尿困难包含排尿踌躇、排尿费力、尿不尽感、尿线无力、尿液分叉、尿流变细、排尿滴沥等。排尿困难是由膀胱以下的尿路梗阻引起的,多见于良性前列腺增生。排尿踌踏是指排尿开始的时间延迟。排尿费力是指需要增加腹内压以后才能启动排尿的过程。排尿不尽感是指排尿后仍然感到膀胱内有尿液没有排出。尿流分叉是指尿流形成双股状或者散射状。尿流变细是尿流阻力增加、尿道梗阻所导致。排尿滴沥是指排尿终末出现的少量尿液从尿道口一滴滴地滴出。

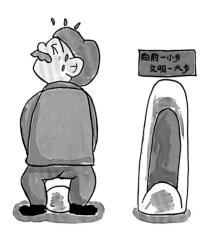

22. 引起老年人排尿困难的原因有哪些？

引起老年人排尿困难的原因主要有：① 梗阻性原因,比如膀胱颈挛缩、膀胱内结石、肿瘤、血块阻塞尿道内口、前列腺增生等,以及尿道或者尿道口狭窄,如存在结石、肿瘤、息肉、异物、炎症、包茎等。老年女性患者机械性梗阻较少见,但尿道前壁囊肿、子宫肌瘤、卵巢囊肿、后位子宫、子宫脱垂等外来压迫亦可引起梗阻性排尿困难。② 功能性排尿困难,老年人常因膀胱松弛及老年女性的生殖器官的炎症等导致尿道膀胱括约肌痉挛,可以引起功能性的排尿困难。

23. 老年人出现排尿困难时应该怎么办？

老年人出现排尿困难必须及时到医院就诊。通常早期症状较轻者,可以通过口服药物保守治疗,比如服用消炎药以及缓解膀胱尿道括约肌痉挛的药物等。同时,可以采用一些辅助诱导排尿的方法,例如听音乐放松身心、温热水坐浴、热敷小腹膀胱区、听流水声促进排尿反射等方法。效果不佳可以采用外科手术解除梗阻。对于神经损伤的患者,可以采用留置导尿管、间歇性清洁导尿或者膀胱造口等方法处理。

24. 成人24 h尿量正常是多少？什么是多尿、少尿、无尿？多见于什么原因？

正常成人24 h的尿量为1000—2000 mL。多尿是指24 h尿量经常超过2500 mL。但并不是说尿量增多就是有病,正常人饮水过多或食用含水量过多的食物,出现暂时性多尿属于生理性的;但是没有原因的持续性多尿,属于病理性多尿,应及时到医院检查,找出原因,明确诊断。

少尿是指24 h尿量少于400 mL或者每小时尿量少于17 mL。无尿是指24 h尿量少于100 mL或者12 h内尿量为零,又称为尿闭。需要注意的是在确定少尿无尿前,应排除有无尿潴留,尿闭时膀胱空虚无尿排出。持续少尿或无尿者,多见于肾功能障碍者,常同时伴有血尿素氮和肌酐的升高,以及水电解质酸碱平衡紊乱,甚至威胁生命安全,需要及时到正规医院就诊。

25. 什么是夜尿?老年人夜尿常见原因是什么?

正常人夜间(晚8点至早8点)排尿不超过两次。夜间排尿的尿量平均500 mL(300—800 mL),相当于白天(早8点至晚8点)量的1/3左右。如果夜间排尿次数和尿量明显增多,即称为夜尿。正常人如果睡前大量饮水、喝茶、喝咖啡可以导致尿量增多,甚至睡眠不佳尿意频繁,这些称为生理性夜尿。老年人病理性夜尿主要原因包括肾功能减退、前列腺增生、心力衰竭、糖尿病,老年人特别是高血压患者,由于肾血管硬化,常有夜尿症状。

26. 什么是血尿?老年人排出血尿的原因有哪些?

凡是尿中含有血液或尿液中含有一定量的红细胞,就称为血尿,分为肉眼血尿和镜下血尿。肉眼血尿是指肉眼能见到尿液中有血色或血块,一般1000 mL尿液中含有1 mL血液便肉眼可见;镜下血尿是指借助显微镜能见到尿液中含有红细胞,一般认为新鲜的尿液离心后尿沉渣每高倍镜视野红细胞大于3个即可诊断镜下血尿。

任何程度的血尿都不应该掉以轻心,尤其是老年人,应该首先考虑是否有恶性肿瘤的可能。血尿伴有排尿疼痛,大多与膀胱炎、尿石症或前列腺增生炎症等有关,而无痛性血尿,除非另外有其他明确的原因,否则提示泌尿系肿瘤。无痛性肉眼血尿是膀胱癌的特征性表现,因此,出现血尿需要立即进一步检查,明确诊断。

27. 什么是尿频?引起老年人尿频常见的原因有哪些?

尿频是指尿意频繁,排尿次数增多,而每次尿量减少,严重时几分钟排尿一次,每次尿量仅有几毫升,24 h的总尿量是正常的。一般情况下,正常人每天排尿次数为5—6次,夜间不超过2次,每次尿量300—400 mL。

老年人尿频常见的原因主要有泌尿系统炎症、生殖道炎症、膀胱结石、膀胱肿瘤、前列腺增生等。由于炎性水肿或膀胱伸缩力降低,引起膀胱容量减少,或者由于膀胱排空障碍导致持续性尿潴留,引起膀胱有效容量减少。有时精神因素,比如焦虑、紧张亦可引起尿频。良性前列腺增生最早的症状就是尿频,以夜间尿频更为明显。

28. 什么是尿急？引起老年人尿急的原因有哪些？

尿急是指一有尿意就迫不及待要排尿,往往尿液自行溢出而尿湿衣裤。尿急常常合并有尿频或者尿痛。它是一种突发的、强烈的排尿欲望,并且很难被主观意志控制而延迟排尿。

老年人出现尿急多见于泌尿系统炎症,比如膀胱炎、尿道炎、尿道结石、前列腺炎等;膀胱结石、肿瘤或者膀胱异物刺激也可以出现尿急症状;膀胱出口梗阻或膀胱容量缩小,比如前列腺增生、前列腺癌、膀胱挛缩以及盆腔肿瘤、腹部疝等外在压迫;精神紧张、焦虑、神经性病变也可引起尿急的发生。

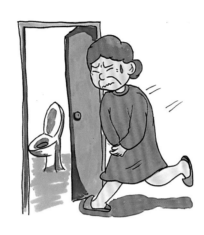

147

29. 什么是尿痛？引起老年人尿痛的原因有哪些？

排尿时或者排尿以后尿道出现疼痛,称为尿痛。尿痛常与尿频、尿急同时存在,三者合称为尿路刺激症状。尿痛多由于尿路炎症导致,呈现烧灼感,与膀胱、尿道或前列腺感染有关。男性多发生于尿道远端,女性常发生于整个尿道。由于炎症对膀胱或尿道黏膜及深部组织的刺激,引起膀胱或尿道的痉挛性收缩和神经反射,表现为会阴部、膀胱区挛缩样的疼痛。

老年人出现尿痛多由于泌尿系炎症如膀胱炎、前列腺炎、尿道炎或者泌尿系结核等,泌尿系结石如膀胱结石、输尿管结石、尿道结石、前列腺结石,尿路梗阻如前列腺增生、尿道狭窄、尿道肉阜等导致。另外,因患膀胱肿瘤、前列腺肿瘤、尿道肿瘤以及膀胱尿道内器械操作以后,尿道黏膜受损亦可发生尿痛。

30. 老年人为何经常出现外阴瘙痒？

外阴瘙痒常见以下原因:

(1) 老年妇女非特异性外阴阴道炎。常见于患有糖尿病和压力性尿失禁的老年妇女,部分患者病因不明,多半是局部尿液等的刺激引起外阴炎,表现为外阴瘙痒、烧灼感,急性期皮肤黏膜充血、肿胀、糜烂,慢性期皮肤增厚、粗糙、苔藓样变。由于阴道黏膜变薄,阴道内 pH 增高,局部抵抗力降低,细菌易于侵入发生炎症。

(2)老年妇女特异性外阴阴道炎。细菌性外阴阴道炎,为由于阴道内正常菌群失调所致的一种混合感染,但临床及病理特征无炎症病变,主要是由于乳酸杆菌减少而其他细菌大量繁殖,表现为阴道分泌物增多、均匀、稀薄,有腥味,黏膜充血不明显,外阴痛痒重、无充血水肿。

(3)假丝酵母菌性外阴阴道炎。主要是由假丝酵母菌感染所致,正常阴道内存在的假丝酵母菌量少并不引起症状,当机体抵抗力下降或长期应用抗生素或激素类药物等致阴道局部环境改变时,假丝酵母菌大量繁殖,侵犯阴道浅表上皮细胞出现症状。

(4)滴虫性外阴阴道炎。由阴道毛滴虫引起,表现为外阴瘙痒,皮肤黏膜红肿,有虫爬感。分泌物稀薄有味,泡沫状白带增多,阴道黏膜充血。

(5)萎缩性阴道炎。因卵巢功能衰退,雌激素水平降低,阴道壁萎缩,黏膜变薄,上皮细胞内糖原含量减少,阴道内 pH 增高,嗜酸性乳杆菌不再为优势菌,局部抵抗力降低,其他致病菌过度繁殖或容易入侵引起炎症。

31. 外阴瘙痒用药注意事项有哪些?

外阴痒患者可以使用药物治疗,但是不能盲目用药,否则容易出现耐药性:

(1)假如是外阴炎等妇科炎症导致的,可使用甲硝唑、克林霉素、环丙沙星等药物进行治疗。患者使用抗生素期间一定要戒烟禁酒,否则容易出现严重不良反应,比如恶心、过敏、呕吐等。

(2)如果是真菌感染引起的,则可以使用制霉菌素片、克霉唑阴道片进行治疗。患者也可以外用洗液进行辅助治疗,比如复方黄柏洗液等。要注意的是,患者在用药期间一定要注意个人卫生,千万不要同房,否则容易让疾病出现反复。

(3)患者在服用抗菌药期间也要注意增强自身免疫力,可以服用一段时间的维生素C。

(4)假如患者本身患有糖尿病,则需要及时停用雌激素、皮质类固醇药物以及抗生素。此外,萎缩性阴道炎患者及时补充雌激素可以有效缓解不适。

外阴瘙痒患者在用药治疗的时候一定要注意用药禁忌。除此之外还需要在生活细节方面多加注意,内衣内裤一定要每天换洗,还要注意避免同房。患者也需要注意饮食,千万不要吃一些刺激性过强的食品,比如辣椒、花椒、麻椒、洋葱、烈酒、咖啡等,可以适量地食用油菜、白菜、西蓝花等蔬菜。与此同时患者还需要注意多饮水,每天的饮水量应该保持在 2000 mL 以上。

32. 有无小妙招来缓解外阴瘙痒?

(1)注意个人卫生。为了减轻外阴瘙痒症状,要注意勤换内裤,且内裤要选全棉、透气的材质;同时注意个人卫生,要清洗外阴,但不要用很热的水或者是肥皂擦洗,以避免对阴道造成伤害;在经期要注意保持外阴干净。

(2)避免抓挠。当外阴瘙痒难耐时,不少患者会进行抓挠,其实这种做法是错误的,抓挠不仅不能够缓解瘙痒症状,而且还会扩大感染的范围,从而导致更大面积出现瘙痒情况,因此瘙痒时不要抓挠患处。

(3)注意饮食调理。外阴瘙痒患者要注意少吃辛辣刺激以及油炸等易上火的食物,还要避免一些可引起皮肤过敏的食物,以防加重瘙痒。

(4)注意公共场合卫生。有外阴瘙痒时,要注意对个人衣物、床铺等的消毒工作,同时最好避免使用公共场所的浴缸、马桶等,以防加重感染。

(5)西医治疗。外阴瘙痒可采用西医治疗,根据病因来用药,如糖尿病引起的外阴瘙痒,就要及时控制病情,服用一些治疗糖尿病的药物,瘙痒自可缓解;如果是滴虫或者真菌感染引起的外阴瘙痒,可使用灭滴灵或曲康唑等治疗。其他疾病因素,如淋病、沙眼衣原体感染引起的,都可针对其具体病因对症用药。

(6)中药疗法。外阴瘙痒可选择中药来控制,如内服中药或外用中药都可以,内服中药可选择当归、熟地、白芍、防风、五味子、甘草、何首乌等药材加水煎服;外治法可选择苦参、防风、百部、白鲜皮等加水煎后用药液熏洗外阴部分,这些都可取得很好的缓解效果。

33. 老年人出现皮肤发黄、瘙痒,并伴有眼黄、尿黄应该注意什么?

皮肤、眼睛、尿液发黄,称为黄疸,常常伴有皮肤瘙痒。老年人如果出现黄疸应该立即到医院就诊,进一步检查,例如抽血进行肝功能检查以及进行腹部的B超、CT、磁共振检查。当肝功能衰竭、肝细胞坏死时血液中的胆红素指标升高,导致全身发黄;另外,胆管阻塞不通畅,例如胆管结石、胆管炎症肿胀狭窄、胆管肿瘤、胰头肿瘤压迫等造成胆汁排泄入肠道受阻,也会引起黄疸。胆管阻塞严重甚至完全阻塞者,还会出现大便发白,呈现白陶土色。良性疾病引起的黄疸会有间歇好转,恶性疾病引起的黄疸会逐渐加深加重。针对皮肤发黄、瘙痒,老年人切记不要搔抓,防止皮肤破溃感染;不要用热水洗浴,以温水洗浴为佳;洗浴时禁忌使用肥皂、沐浴露等化学产品,用清水洗浴;也可遵照医嘱以炉甘石洗剂涂抹皮肤止痒。

34. 老年人发生"老烂腿"是怎么回事?

"老烂腿"学名叫慢性下肢静脉溃疡,主要临床表现是小腿中下段的慢性皮肤溃疡,又名臁疮、裙边疮、裤口毒、烂腿疮、臁腿疮等。容易诱发老烂腿的疾病有以下几种：

（1）静脉曲张。下肢静脉曲张患者随着时间延长，皮肤会出现色素沉着、水肿、湿疹等症状，直至坏死，出现溃疡，并且因为营养物质不能输送到溃疡处，患处长时间无法愈合，形成老烂腿。

（2）静脉血栓。严重创伤、恶性肿瘤和长期卧床患者的下肢静脉血流缓慢，或血管内皮受损，或处于高凝血状态，导致下肢静脉血栓形成，会出现皮肤肿胀、湿疹，最后皮肤溃烂，经久不愈，形成老烂腿。

（3）静脉炎。久坐不动、长期卧床、肥胖、患有静脉曲张、进行过静脉治疗操作的人群都容易导致下肢静脉血管炎症，一旦出现皮肤溃烂，由于血液运行不畅，溃烂处不能愈合，形成老烂腿。

（4）动静脉瘘。因为外伤或先天性因素，下肢的动脉和静脉之间存在异常通道，血液直接从动脉流入静脉，造成静脉高压，使得血红细胞和蛋白外渗至皮内，导致皮肤色素沉着，皮肤坏死形成溃疡，长时间不能愈合，形成老烂腿。

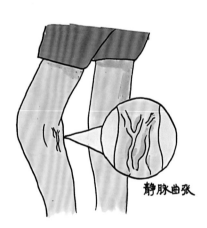

静脉曲张

第7章

老年人的自我保健

1. 睡前喝水为什么能防止脑血栓形成?

老年人睡前喝水有助于预防脑血栓形成,原因如下:① 脑血栓的发病时间多在清晨,说明血液黏稠度与脑血栓发生有关系。② 熟睡时出汗,造成血液中的水分减少,对于心血管患者来说,血液黏稠度变高。③ 早晨4—8点血液黏稠度最高,后逐渐降低,至凌晨达到最低点,以后再回升,至早晨达到最高。睡前喝200 mL水,可以稀释血液黏稠度,减少脑血栓、心肌梗死、心绞痛等突发危险。

由此可看出睡前喝水对身体还是有一定好处的。但是,睡前喝水一定要适量,否则会引起很严重的后果。比如会增加起夜次数,影响睡眠,甚至导致跌倒;心脏功能不好的人,睡前喝水过多也有心衰的危险;肾脏功能不好者易出现水肿。

2. 老年人一过性半身麻木需要治疗吗?

日常生活中,有些老年人会突然出现一过性手脚麻木感。其实除了久坐不动血液循环不畅引起的短暂性手脚麻木外,某些疾病的前兆也是出现反复或持续发生不明原因的手脚麻木,应引起足够重视。以下几种情况会引起手脚麻木:

(1) 像颈椎病、腰椎病、糖尿病、痛风、腕管综合征、肿瘤等都会引起手脚麻木,并且症状不一样,这样的麻木需要去不同科室就诊。

(2) 动脉硬化麻木,特点多为一侧上肢或下肢及半身麻木,一般持续几小时至数天,如不及时治疗,会发展成半身不遂而瘫痪。

(3) 如果手脚麻木出现在一侧肢体,而另一侧正常,有可能是短暂性脑缺血发作(TIA)所致,TIA一般都是一过性出现相应症状,持续时间短暂,不超过24 h,而且很容易发展成为脑梗死。有"三高"或颈动脉硬化及斑块形成的中老年人,对此种手脚麻木尤其要足够重视,此类型应即刻就医。

3. 老年人脑卒中后对任何事都没什么兴趣是怎么回事?

老年人脑卒中后,由于脑部受损及其继发的功能障碍,容易出现对什么事都没兴趣、心情低落、自我评价低、思维迟缓等表现,这种情绪障碍就是脑卒中后抑郁。脑卒中后抑郁严重影响老年人神经功能的康复,给康复训练带来困难,进而影响其生存质量,导致家庭和社会负担加重,因此缓解老年脑卒中后抑郁的不良情绪,对于帮助老年脑卒中患者快速恢复、提高生活质量十分重要。首先,家庭成员、朋友要给予老年人更多的关心,关注其心理状态并适时给予心理疏导,做到早发现早治疗。其次,积极治疗原发病,针对老年人脑卒中后的各种后遗症及早进行综合的康复治疗,以改善其活动能力,促使其尽可能实现生活自理,增强其自信心,保障其生活质量。最后,通过抑郁量表等工具进行心理评定,根据评定结果,对于严重者,需增加抗抑郁等药物治疗。

4. 什么是失眠? 老年人失眠有哪些表现?

《睡眠障碍国际分类》(第3版)将失眠障碍定义为尽管有充足的睡眠机会和环境,仍持续出现睡眠起始困难、睡眠时间减少、睡眠完整性破坏或睡眠质量下降,并引起相关的日间功能损害,每周出现至少3次,持续3个月以上。失眠可分为入睡性失眠、睡眠维持性失眠、早醒性失眠三类。实际上,多数老年人均为混合性失眠。老年人失眠有以下临床表现:

(1)睡眠感觉障碍:缺乏睡眠的真实感,许多失眠老年人虽然能酣然入睡,但醒后坚信自己没睡着,而同房间的人或配偶却说其一直在打呼噜。

(2)入睡困难:辗转反侧,入睡时间比以往推后1—3 h,老年人说本来也很困,也想睡觉,可躺在床上就是睡不着,翻来覆去地想一些乱七八糟的事,心静不下来。① 严重失眠:白天发困,昏昏欲睡,无精打采,夜间却兴奋不眠,看电视靠在沙发上就能睡着,可往床上一躺就又精神了。② 睡眠浅容易做梦:自感睡不实,一夜都是似睡非睡,一闭眼就做梦,一有动静就醒,有的老年人经常做噩梦,从恐怖惊险的梦境中惊醒,出一身冷汗,紧张心悸,面色苍白,不敢入睡。

5. 老年人为什么容易失眠?

尽管老年人失眠普遍存在,但发病机制并不清晰。引起或促发老年人失眠的原因包括以下几点:

(1)年龄因素。可能与随着年龄的增长,老年人的认知出现障碍而影响其情绪进而影响睡眠有关。不过年龄的因素有待进一步研究。

(2)烟、酒和药物因素。睡前抽烟的老年人失眠率高,1周饮酒3次及以上的人群比很少饮酒的人群更容易出现失眠,服用抗高血压药物、西咪替丁等组胺受体阻滞剂、泼尼松龙等类固醇制剂也会影响睡眠。

(3)心理与环境因素。生活压力大、人际关系紧张、不大乐观、自尊心缺乏、家庭的关怀与支持指数低、环境嘈杂、居住在潮湿的建筑物中的社区人群易出现失眠现象。

(4)自身疾患因素。高血压、骨质疏松、痴呆、帕金森病、心脏病等多引起继发性失眠,患有耳鸣、抑郁、焦虑会影响老年人的睡眠。

(5)其他因素。睡前过饱或过饥,睡前喝茶、喝咖啡、看报纸等不良的睡眠卫生习惯,老伴的鼾声,独居,低收入,文化程度低等也会导致睡眠障碍。

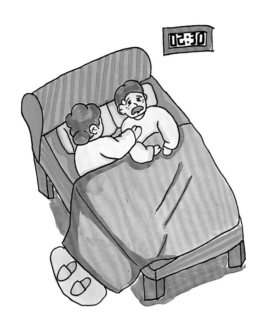

6. 对于老年人失眠,有什么好办法吗?

对于老年人失眠,可采取以下几种方法进行护理:

(1)要对睡眠有正确的认识。睡眠需求因人而异,不是睡得越多越好。许多老年人因担心睡不着而早早上床,过分追求睡眠时间的延长,实际上反而会加重焦虑情绪,导致睡眠障碍的加重,形成恶性循环。

(2)检查药物对睡眠和觉醒的作用。如果现在吃的一些药物会影响睡眠,可以寻求医生的帮助。

(3)养成良好的睡眠习惯。可以在临睡前洗个热水澡或是用热水泡脚,使全身放松,或饮一杯热牛奶,预防失眠。少吃辛辣、煎炸、肥甘厚味的食物,睡前不要饮浓茶、咖啡和酒,不要吸烟,晚饭后避免大量饮水,以减少夜尿。

(4)营造适宜的睡眠环境,包括温度、湿度、声音、光线等。临睡前适当通风,避免浑浊的空气影响睡眠。通过选择厚的窗帘或百叶窗增加遮光效果,降低卧室的光线强度,改善室内的隔音效果,选择适当的床上用品等方式改善睡眠环境,老人的枕头不宜太高或太低,以6—9 cm为宜。

(5)每天适量做些运动,花一定时间在户外活动(不要戴太阳眼镜),傍晚或晚饭后出去散散步,能够放松心情。

（6）坚持有规律地就寝和起床；避免日间小睡或每天仅限一次小睡，且不超过30 min。

7. 疼痛在生活中很常见，什么时候需要到医院去看医生？

有不少老人认为疼痛不是什么大的毛病，忍一忍、贴一贴膏药就过去了，不想给子女添麻烦，不用去看医生，这种观点是不对的。当身体出现以下情况应尽快就医：① 局部或全身出现反复发作的疼痛。② 局部持续存在自发疼痛或按压疼痛。③ 近期疼痛发作更频繁，程度更严重。④ 疼痛影响躯体局部活动和日常生活。⑤ 疼痛部位有红斑、丘疹、水疱、糜烂、溃疡或者结节等。⑥ 疼痛伴发热、乏力、消瘦、食欲不振等全身表现。⑦ 患者因为疼痛产生焦虑、抑郁、失眠等情况。⑧ 反复发作的胸痛，伴气促、胸闷、乏力等心肺症状。⑨ 反复发作的腹痛，伴腹胀、恶心、呕吐、腹泻或便秘等消化系统症状。⑩ 反复发作的关节痛，伴局部红肿、僵硬、活动障碍等。

8. 什么样的疼痛需要去看急诊医生？

如果老年人有以下情形请急诊就医：① 局部或全身突发剧烈的疼痛，并呈持续加重趋势，不缓解。② 疼痛向周围扩散，难以忍受，必须保持某种体位不能动、大汗淋漓、烦躁不安。③ 严重外伤后，并大量出血。④ 肢体功能障碍，如关节不能活动、瘫痪、视力障碍、听力障碍等。⑤ 出现高热、寒战、恶心、呕吐等。⑥ 出现精神萎靡、意识模糊、昏迷等。

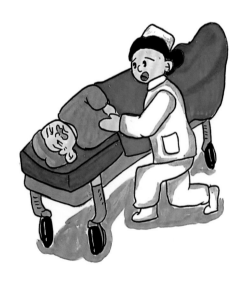

9. 什么是乳糖不耐受？

乳糖不耐受是由于小肠刷状缘乳糖酶缺乏或活力减低，不能将奶或奶制品中的乳糖分解为单糖吸收，而产生腹痛、腹胀、腹泻、产气增多等症状。全世界许多人都不同程度面临这一问题,与种族、地域密切相关。乳糖不耐受的根本原因是乳糖酶缺乏,根据乳糖酶缺乏的情况分为三种:先天性乳糖酶缺乏、继发性乳糖酶缺乏、原发性乳糖酶缺乏,其中原发性乳糖酶缺乏最常见。

10. 老年人乳糖不耐受如何选择乳制品?

奶类可以提供优质蛋白质、维生素 B$_2$ 以及钙质,是一种营养丰富的优质蛋白质。《中国居民膳食指南(2022)》推荐,每天应食用 300—500 g 的奶及奶制品。存在乳糖不耐受的患者,除极少数先天性乳糖酶缺乏人群须严格限制乳糖外,绝大多数乳糖不耐受患者都可以摄取少量的乳糖的食品。老年人乳糖不耐受,也不能完全不吃乳制品,可以按照下面的方法合理选用:① 循序渐进,多次少量饮奶,可以尝试将一杯牛奶(200—250 mL)分成2次或3次饮用,如果没有症状,下次增加1/4杯,逐渐增加,找到自己能耐受的乳糖量。② 避免空腹喝牛奶。③ 可以选择无乳糖的舒化奶、酸奶或者奶酪等奶制品。

11.《中国居民膳食指南(2022)》中的平衡膳食八准则是哪八条?

2022年4月26日上午,《中国居民膳食指南(2022)》发布会在京举行,提炼出了平衡膳食八准则:

(1) 准则一:食物多样,合理搭配,建议每天摄入12种以上食物,每周25种以上。平衡膳食模式中碳水化合物供能占膳食总能量的50%—65%、蛋白质占10%—15%、脂肪占20%—30%。

(2) 准则二:吃动平衡,健康体重,老年人也应该每天运动、维持能量平衡、保持健康体重。

(3) 准则三:多吃蔬果、奶类、全谷、大豆,餐餐有蔬菜,天天有水果,每天食用300 g以上的奶及奶制品,经常吃全谷物、豆制品,适量吃坚果。

(4) 准则四:适量吃鱼、禽、蛋、瘦肉,推荐成年人平均每天摄入动物性食物总量120—200 g,相当于每周鱼类300—500 g、畜禽肉300—500 g、蛋类300—350 g。

(5) 准则五:少盐少油,控糖限酒,推荐成年人每天摄入食盐不超过5 g,烹饪油25—30 g,酒精含量不超过15 g。

(6) 准则六:规律进餐,足量饮水,每天饮水7—8杯,推荐喝白开水或茶水,不喝或少喝含糖饮料。

(7) 准则七:会烹会选,会看标签,学会通过食品营养标签的比较,选择购买较健康的包装食品。

(8) 准则八:公筷分餐,杜绝浪费,倡导文明用餐方式,促进公众健康和食物系统可持续发展。

12.老年人如何保持适宜体重？

老年人无论体重过低或过高,都会对健康造成不利影响。老年人体重应根据BMI进行相应调整。BMI的计算方法是体重(千克)除以身高(米)的平方。老年人的BMI最好控制在20.0—26.9 kg/m² 这个范围内。如果在没有主动采取减重措施的情况下,与自身前一段时间内的正常体重相比,在1个月内下降5%以上,或6个月内下降10%以上,应引起重视,需要到医院进行必要的检查。老年人在家监测体重的方法:① 时间。早晨空腹排空大小便之后测量。② 着装。在测量体重时应轻装上阵,穿同种类型的内衣裤,脱鞋测量。③ 站姿。均匀直立地站在体重秤的中间位置,身体不要倾斜,不能垫脚。

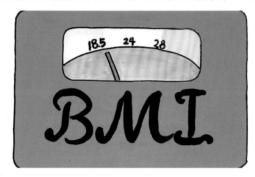

13.老年人吃饭时为什么要细嚼慢咽？

老年人吃饭的时候应细嚼慢咽,好处很多:细嚼慢咽可以使食物更容易被消化吸收,充分发挥唾液内溶菌酶的杀菌作用,防止呛咳或者误吸,刺激胃肠道消化液的分泌等。日本的一项研究表明,吃饭太快比细嚼慢咽的人患代谢综合征的风险高出大约5倍。代谢综合征指人体的蛋白质、脂肪、碳水化合物等物质发生代谢紊乱,在临床上出现肥胖、高血压、高胆固醇、高血脂等一系列综合征。建议老人一口饭应咀嚼30次左右。吃东西时,一边牙齿咀嚼5次后,用舌头将食物转移到另一边再咀嚼5次,即咀嚼10次,然后将这一串动作再重复2遍。两边牙齿交替使用,可使其得到充分锻炼,而且脸形不易扭曲。

14.老年人食欲不好,应该怎么办？

老年人食欲不好,没有胃口,除了与身体自身生理变化以外,还与吸烟、口腔卫生、饮食习惯有很大的关系:

(1)吸烟。吸烟不仅污染口腔,引起口臭,而且烟味的刺激也会使人的味觉、嗅觉受到抑制,从而影响食欲,戒烟有利于增加食欲。

(2)口腔卫生。有些老年人没有刷牙的习惯,或者口腔卫生清洁不到位,不重视口腔疾患,导致牙齿缺失,影响咀嚼及吞咽功能。因此,老年人也应该重视口腔卫生,有了口腔疾患应及时就医。

（3）饮食习惯。有些老年人喜欢吃清淡素食,肉蛋奶等进食不足,导致老年人体内锌普遍缺乏,影响食欲。

（4）老年人应该平衡膳食,荤素搭配,食物不要趁太热时吃,一般20—30℃的食物味觉感受度最好,食欲不佳时,以易消化的软食为主,少量多餐。老年人食欲问题,可以通过食欲刻度尺量化(图7.1);老年人摄食量问题,可以通过摄食量刻度尺量化(图7.2),老人应根据自己的实际情况来进行选择。

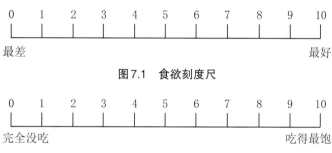

图7.1 食欲刻度尺

图7.2 摄食量刻度尺

15. 老年人如何烹调膳食?

老年人日常膳食除了在选材上应注意选择新鲜健康的食材,烹饪方式上也应以细软食物为主,具体的制作方法可以参考下面的建议:① 将食物切碎煮软,肉类和鱼类可以去骨、剔刺,防止误吸。② 避免一些纤维较粗,不易咀嚼的食物。③ 坚果、杂粮等坚硬食物可碾碎成粉末或细小颗粒食用,如芝麻粉、核桃粉、玉米粉等。④ 质地较硬的水果或蔬菜可粉碎榨汁食用。⑤ 多采用炖、煮、蒸、烩、焖、烧等烹调方法,还应少油、少盐、少糖,避免辛辣刺激食物。

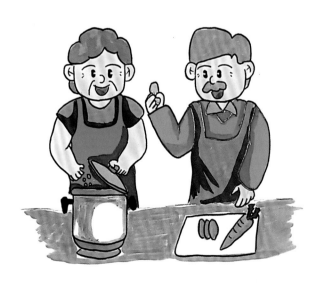

16. 老年人如何补充营养素补充剂？

营养素补充剂是指以补充维生素、矿物质而不以提供能量为目的的产品，包括单一和复合的补充剂，分为营养素补充剂类保健食品、OTC类微量营养素补充产品以及其他各种营养素产品。老年人因为生理、心理等各种因素的影响，容易出现一些维生素及矿物质的缺乏，比较常见的有钙、维生素D、维生素A、维生素B_{12}等缺乏。有研究表明，45.6％的老年人群曾使用营养素补充剂。老年人对营养素补充剂的认知和使用存在一些误区，容易被误导，不仅没有起到保健作用，还可能给健康带来损害。老年人的症状不同，所需要补充的营养素制剂不同，合理利用营养素补充剂来弥补膳食中的不足可以改善营养状况，因此营养素补充剂可以在医师或者营养师的指导下合理使用，但千万不可滥用，营养素补充剂不应替代常规食物。

17. 老年人如何以食补钙？

根据中国营养学会的推荐，老年人每天应摄入1000 mg的钙。补钙最好是从食物中获取，食物中的钙比钙补充剂更容易吸收和利用。其中含钙丰富的食物主要有：① 奶类制品，如奶酪、牛奶和酸奶等；② 深色绿叶蔬菜，花椰菜、甘蓝等；③ 小鱼小虾的骨头以及虾皮含钙丰富，可以使用破壁机打碎一起吃，可轻松获得其中全部的钙质；④ 添加钙质的食物和饮料，如豆制品、麦片、果汁和牛奶替代品。值得一提的是，骨头汤里面主要是乳化的脂肪和嘌呤，并不能达到补钙的作用。虽然食物是补钙最好的来源，但如果从食物中不能获取足够的钙质，也需要在医师的指导下合理选择与使用钙补充剂。

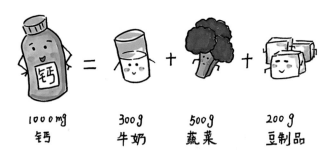

18. 老年人如何补充维生素D？

中国人群中维生素D缺乏症普遍存在，高龄是维生素D缺乏的危险因素，随着年龄的增长，维生素D的缺乏增加，因此老年人应科学合理地补充维生素D。

（1）天然食物。我国居民日常膳食中富含维生素D的食物很有限，可优先选择的食物有深海鱼类和动物肝脏等。

（2）晒太阳。皮肤日光曝露是人类天然的最有效的维生素D来源，也最安全、最经济,不会导致维生素D中毒。但长时间晒太阳会导致皮肤老化,增加皮肤疾病的发生概率。因此,一般建议成人至少每周两次曝露双上肢和双下肢于日光下,晒30 min左右。

(3)维生素D制剂。国内外不同组织推荐维生素D_3制剂作为治疗维生素D缺乏的首选制剂。

19. 老年人如何合理补充维生素?

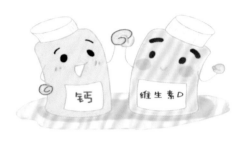

我国老年人或多或少存在维生素缺乏的问题,应当注意维生素补充的问题,维生素片不能代替新鲜的果蔬等天然食品,最好通过饮食多样化、粗细搭配以及多吃新鲜水果蔬菜的方式补充维生素。有些老人认为维生素能够治病,比如维生素C可以治感冒,其实不然,充其量维生素C只能稍微缓解一点感冒的症状。在日常膳食行为中,可以注意以下几点:① 多吃颜色、种类丰富及新鲜的蔬菜和水果,尤其是当季果蔬;② 蔬菜不应烹饪过久,否则会减少其中的营养成分;③ 加工蔬菜时可以采用先洗后切、开汤下菜、急火快炒、炒好即食的方式;④ 水果和蔬菜不能相互替代,每天可以吃300—500 g的蔬菜及200—350 g的水果。

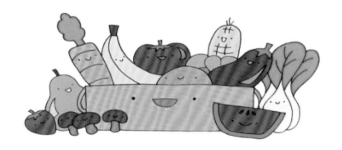

20. 老年人如何主动足量饮水?

《中国老年人膳食指南(2016)》饮水推荐量为"老年人每天的饮水量应不低于1200 mL,以1500—1700 mL为宜"。按照该标准,有研究表明,我国60—74岁老年人饮水不足问题严重,饮水不足率超过80%。老年人对口渴的反应较差,应该注意补充水分,防止脱水或饮水不足而导致其他疾病。老年人应该主动、定时、少量多次饮水,必要时可设置闹钟提醒。老年人饮水首选温度适宜的温开水或淡茶水,早晨喝一杯温开水,睡前1—2 h喝一杯水,白天也可以每隔2 h喝水200 mL左右。

21. 老年人如何进行身体活动?

生命在于运动,运动对于健康的好处数不胜数,可以减少肌肉流失、减少骨质疏松、增强认知功能、改善睡眠状况、减少焦虑抑郁发生的可能性、降低心脑血管疾病死亡率和全因死亡率。老年人每周至少需要进行150—300 min的中等强度有氧运动，另外还需要进行2天以上的肌肉增强活动，结合平衡训练等多种类型的活动一起进行。在进行身体活动时，还应该注意以下几点：

（1）对于体重较重或关节不好的老年人，应避免爬山、爬楼梯、骑自行车爬坡等运动。

（2）应根据自身情况，避免剧烈运动或时间过久的运动。

（3）运动前后应做准备或进行舒缓运动，防止受伤、跌倒或其他意外事件的发生。

（4）在日常活动中，少坐多动，坐立优于卧床，行走优于静坐，减少看电视、手机的时间，每小时可起身活动几分钟。

表7.1为高龄老人一周活动举例，可供参考。

表7.1　高龄老人一周活动举例

运动分类	形　式	时　长	频　次
有氧运动	步行、快走、骑自行车	15—20 min	每天1次
抗阻运动	坐位直抬腿、徒手伸展上肢、拉弹力带、推举重物、推举哑铃	10—15 min	每周2次
平衡训练	站立或扶物站立、睁眼或闭眼单腿站立、靠墙深蹲、打太极	5—10 min	每周2次

22.　"食物相克"是科学的吗？

"食物相克"这个观点流传已久，相信很多人，尤其是老年人都深信不疑，甚至还有人把"食物相克表"打印张贴出来，以防"中招"。社会上所说的"食物相克"，一则可能是食物中的草酸与钙结合，影响钙质的吸收，这影响其实并不大，未结合的钙仍可被人体消化吸收；二则可能是因为食物之间起了化学反应，但是抛开剂量谈毒性，就是危言耸听。其实关于"食物相克"，我国营养学会创始人郑集教授早在1935年就首次通过人体实验和动物实验，直接驳斥"食物相克"一说。有些人吃过一些食物后会引起身体不适，但这并不是"食物相克"引起的，而有可能是过敏体质、季节性原因、食物本身有毒、食物变质等因素引起的。平衡的膳食模式应该是每天都进食谷薯类、蔬菜水果类、畜禽鱼蛋奶类、大豆坚果类食物，平均每天摄入12种以上，每周25种以上食物。

160

第8章

老年人生活中的安全保障

1. 什么样的居家环境设置对老年人来说是安全的？

老年人由于生理的老化，会出现体质虚弱和行动不便，因此在居家环境的设置上应结合老年人的特点，做到以下几点，避免产生不便和发生危险。① 居室的温湿度：一般室内温度为24—26℃，湿度为50%—60%。② 光线：部分老年人视觉能力下降，床可放置在靠近窗户处，白天可接受阳光照射。夜晚宜使用可调光的灯具，灯源的开关应靠近床头的位置，增设控制面板或采用遥控开关。③ 地板：各个空间的地板最好在同一平面，避免有高低落差，如地板有高低平面，可使用醒目的颜色区分，进行提醒。④ 扶手：形状宜便于握持，避免使用冰冷易滑动的材质；固定牢靠，连接和固定处不可有凹凸、尖锐角，以免造成伤害。⑤ 家具：桌椅要方便轮椅使用者，桌面的高度不仅要能将轮椅充分嵌入桌面下，还需能够方便地取用桌上的物品。⑥ 浴室：浴室的门采用外开式，便于发生意外情况下的紧急处理，浴室不要有门槛和高低差；地面需要有防滑处理；可加装座椅，方便老年人坐着沐浴；浴室的温度适宜，便于沐浴。⑦ 厕所：马桶的高度不应高于40 cm，方便轮椅使用者，马桶周围要装有扶手及紧急呼叫按钮，卫生纸也要放置在方便拿取的位置。⑧ 厨房：台面的高度宜为75—85 cm，台下留有空间，地面平坦防滑，还需安装燃气报警器等安全装置。⑨ 把手与开关：选用手掌压或手掌拉的门把手和拔杆式或感应式水龙头，把手和开关需要有清晰的标识和记号，需要选择有较大触摸面的或遥控式或感应式开关。

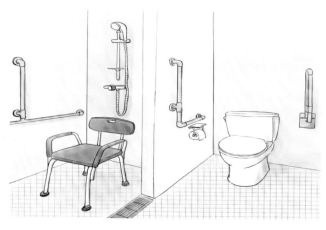

2. 人老了为什么容易摔倒?

老年人在日常生活中最容易出现的意外就是摔倒。主要有以下原因:① 衰老所致的感觉迟钝、反应变慢、视力减退等,当环境突然改变时,老年人一时难以正确判断周围环境结构及障碍物,平衡失去控制时身体不能及时调整,造成摔倒。② 中枢神经系统疾病如脑卒中、小脑功能失调等引起。③ 肌肉质量及力量下降、关节的灵活度下降,或者由于腰肌劳损、脊柱退变等所致下肢的调节能力受限。④ 环境因素所致,如灯光昏暗、地面不平或有障碍物等。⑤ 其他因素所致,如服用降压药所致的血压下降及使用镇静药物所致的眩晕等。

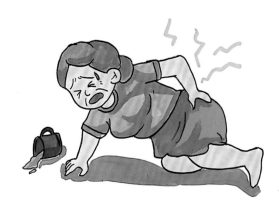

3. 老年人该如何避免跌倒? 一旦发生跌倒该怎么办?

老年人跌倒的发生率非常高,据调查,每年65岁以上的老年人跌倒的发生率为30%,80岁以上的老年人跌倒的发生率高达50%,1年前发生跌倒的老年人,再跌倒的发生率高达60%。避免跌倒应注意以下几个方面:① 环境安全。照明充足,保持无障碍空间,物品放置合理等。② 感知补偿。鼓励老年人佩戴眼镜、助听器,有白内障影响视力者应尽早手术。③ 衣着合适。衣服和鞋子大小、松紧合适,穿脱鞋袜时应坐着进行。④ 合理活动和运动。应根据自身的特点选择合适的运动方式和运动时长,鼓励多活动,增加下肢肌肉的力量;鼓励老年人多晒太阳,同时补充维生素D;高龄及衰弱的老年人应注意改变体位时应缓慢、借助扶手等。⑤ 选择合适的辅助器具。应根据情况选择合适的拐杖、助行器等。⑥ 保持合理的生活习惯。睡前避免饮水过多,减少夜间起床次数;转身转头时要慢;避免去人多、台阶多、地面湿滑的地方;镇静安眠类的药物应在睡眠前洗漱好并上过厕所后服用。⑦ 积极治疗相关疾病。出现体位性低血压、眩晕、前列腺增生等疾病时需要及时治疗。⑧ 心态调整。保持心情平和,避免情绪波动。

老年人一旦发生跌倒,应做到以下方面:① 发生跌倒后,老年人自己不要急于起来活动,应先呼喊家人,查看跌倒部位、注意保护伤处、做好保暖、安抚情绪。② 有呕吐时,可以将老人头偏向一侧,清理口、鼻腔内分泌物,保持呼吸道通畅。③ 不要随意搬动伤者,先判断是否有骨折,若需要搬动老人,应尽量保持身体的平稳,保护受伤部位。④ 有外伤出血者,应立即通知社区及急救的医护人员处理。

4. 老年人该如何避免烫伤? 一旦发生烫伤该怎么办?

老年人由于身体机能退化、感知能力下降、对温度的敏感度降低,极易在日常生活中发生烫伤。避免烫伤应注意以下几个方面:① 食物、饮用水及漱口水的温度不能太高,待温热再使用。② 热水壶应放在安全的地方,倒热水时应格外小心。③ 老年人沐浴时,水温要调节合适后方可协助沐浴。④ 老年人使用热水袋时,温度要低于50℃,热水袋外应用毛巾包裹,避免直接接触皮肤。

老年人一旦发生烫伤,应迅速脱离热源,避免继续损伤。还应该注意:① 不要强行脱去被热液浸湿的衣裤,应剪开衣裤,避免烫伤处皮肤被撕脱。② 应立即用冷水(温度不低于5℃)反复冲洗。③ 有水疱时,注意保护,避免碰破,更不要挑破。④ 不可自行涂抹药物,应及时就医,按医生的要求涂药。

5. 老年人该如何避免误吸? 一旦发生误吸该怎么办?

老年人由于生理和病理的原因容易误吸,误吸会导致窒息和吸入性肺炎,因此,日常生活中尤其要做好以下预防措施:① 有条件者可以带老年人到相应的医疗机构进行吞咽障碍风险筛查评估,了解其基本情况。② 合理选择食物。食品的黏度要适合老年人,避免一次食入过多,喂食前建议休息30 min。③ 运用喂食技巧。进食前环境安静、光线明亮;鼓励老年人自己进食;避免匆忙或强迫进食;根据喂食的频率和个人耐受性提供不同大小的食物;呛咳严重者不可进食。④ 进食体位尽量选择坐位,接近90°,保持上身直立或头前倾15°,卧床者,靠背成90°。⑤ 对老年人进行呼吸控制和吞咽功能锻炼。⑥ 对老年人及其照护者进行相关的教育。

老年人一旦出现吞咽障碍影响呼吸,应立即进行现场急救。轻度者鼓励老年人自行咳嗽,不可进行拍背和叩击,以免干扰老年人清理呼吸道;出现严重呼吸困难或窒息者,应立即实施海姆立克法(应对老年人的主要照护者进行培训)进行急救。

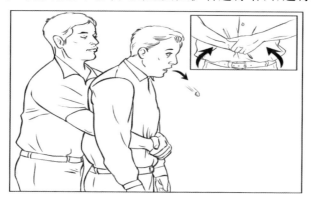

6. 老年人该如何避免走失？一旦发生走失该怎么办？

老年人由于记忆力减退和定向力下降，容易发生走失现象。避免老年人走失，可以通过方式进行预防：① 家人及照护者需要了解老年人的记忆力、判断力及综合情况，要有专人陪护，不要让老年人独居，对有记忆力下降的老年人，外出需要有人陪同。② 老年人生活及居住的环境，要有明确的、容易记忆的标识，让老年人熟悉，加强记忆。③ 平时让老年人记住家人的电话号码，告诉其一旦迷失，应在原地等待，不要乱走。④ 给老年人制作一张身份卡挂牌，上面写有老年人的姓名、年龄、家庭住址、联系电话及老年人的简要病史等，当其外出时，佩戴在身上，同时，佩戴防走失手环。⑤ 老年人外出时最好配备通信设备，预存相应人员的联系方式，一旦走失，方便联系。患有老年痴呆的老年人，最好配有GPS定位功能的手表或手环，便于走失后定位和追踪。⑥ 老年人外出时可穿鲜艳的服装，一旦走失，便于寻找，也方便让司机看见，确保交通安全。

老年人一旦发生走失，应第一时间报案求助；对佩戴GPS定位设备的老年人，应立即进行定位和追踪；携带老年人照片到其经常活动的场所及救助站寻找；印制并张贴寻人启事；求助网络和媒体。

7. 老年人该如何避免崴脚？一旦发生脚扭伤该怎么办？

老年人崴脚多数为踝关节内翻引发的外侧副韧带撕裂所致。要避免崴脚需要做到以下几点：① 穿合适的鞋子。② 避免走不平整的道路，尽量避免夜间光线不好时出门行走。③ 注意保护踝关节，多做踝关节功能锻炼。

老年人脚崴后会出现局部肿胀疼痛，可通过以下办法来消肿：① 睡觉或休息时抬高脚部，减少肿胀。② 局部制动，减少伤处活动次数。③ 3天内可用冰块等冷敷在患处，3天后可热敷促进淤血吸收。④ 可到医院行局部理疗。

8. 老年人该如何避免腰扭伤？一旦发生腰扭伤该怎么办？

老年人常因骨质疏松、肌肉萎缩、关节僵硬等，活动时体位不当就会出现腰扭伤。避免腰扭伤应做到：① 注意劳逸结合，避免过度劳累。② 注意腰部保暖，避免受凉。③ 避免久坐后关节僵硬。④ 注意锻炼身体，可适当进行身体柔韧性锻炼。

老年人出现腰扭伤首先注意卧硬板床休息，伤后1—2天用冷毛巾湿敷局部，3天后改热毛巾湿敷，或适当配合理疗，减轻疼痛。

9. 老年人突发疾病怎么办？

应对老年人的家属及主要照护者进行急救相关知识的培训，一旦老人突发疾病，能进行入院前的急救,赢得宝贵的抢救时间。

如果老人在家突然发病,出现头痛、心前区不适、呕血、口角歪斜、失语、跌倒、大小便失禁等症状时,家属或主要照护者应立即拨打"120"急救电话,在急救人员到达前,老人最好在发病原地等候,不要随意移动。家属或主要照护者可根据老人的情况,做一些简单处理,如有明显心前区疼痛的,可以舌下含速效救心丸或硝酸甘油。如出现呕吐或咯血的,可将其头偏向一侧,及时清理呕吐物及血块,以免堵塞呼吸道或发生误吸。同时,将老人以往看病的病历资料、正在服用的药物及身份证、社保卡、现金或银行卡准备好。急救车到达后,真实客观地向急救人员反映其发病的情况,并陪同去医院就诊。

如果无家属陪同的老人在公共场所突然发病,意识清醒者自行或向他人求助拨打"120"急救电话,清楚告知发病地点,原地等待急救车的到来,有明显心前区疼痛的,可以舌下含服自行携带的速效救心丸或硝酸甘油。病情较轻者,也可在他人的协助下就近到医院就诊。

老人被送到医院后,要尽可能详细地叙述发病情况,包括主要的症状、具体不适的部位、发病时间、发病地点、有无基础疾病、用药情况、家族史及与发病相关的因素如感冒、外伤、情绪等,以便于医生最快地进行诊断和治疗。

10. 老年人如何做到用电安全?

老年人不注意安全用电会产生非常严重的后果,轻者可能会导致电器损坏,重者甚至发生触电和火灾等,严重威胁老年人的生命安全。

老年人用电时应该注意:① 知晓家庭中电源开关的位置,学会紧急情况下切断总电源。② 避免徒手或用导电的物体去接触、探试电源插座内部。③ 避免用湿手接触电器,不用湿布擦拭电器。④ 使用电器过程中如出现冒烟、冒火花、发出焦煳味等情况,应立即关电源开关。⑤ 电器使用完毕后应拔除电源插头,并注意不要拉拽电线。⑥ 不得随意拆卸、安装电源线路、插座等。

11. 老年人如何做到家庭防火?

老年人尤其要注意家庭防火,可在电器旁张贴相应防火提示,提醒其电器用后及时关闭开关。居住环境内的电器和电线要及时更换,及时清理易燃物品。告知老年人家庭正确用电方法,使其规范使用电器。

老年人家庭防火"四不要":① 不要卧床吸烟,避免不小心将未熄灭的烟头掉落至被子、衣服等易燃物品上,引发火灾。② 不要忽视安全使用电器的重要性。避免使用大功率电器。③ 不要堆放可燃物品,如塑料瓶、纸箱、纸板等,一旦被点燃,后果不堪设想,更不能将此类物品堆放在楼道安全出口处。④ 不要盲目灭火,发生火灾后,应第一时间报警请求救援。最好准备家用灭火毯,当固体物起火,可用水来灭火。如果油锅起火,千万不可用水,可直接将锅盖盖在油锅上。

12. 老年人如何安全使用燃气?

老年人在冬季使用燃气取暖时,使用不当,极易造成煤气中毒。当燃气泄漏时,一点明火或火星都会引起燃气爆炸。因此,老年人使用燃气要注意:① 要注意灶具点燃情况,防止灶火熄灭造成燃气泄漏。② 使用燃气时周围不能离人,以免发生干烧、干锅等问题。③ 使用完毕后,及时关好燃气器具,以确保安全。④ 加装燃气泄漏报警器。⑤ 记录燃气维修电话,使用燃气遇到问题时,及时求助。

13. 老年人如何做好家庭防盗?

老年人应学习防盗知识,一旦出现情况,能够正确处理。① 钥匙要随身携带,一旦丢失,及时换锁。② 对待陌生人要有防范意识,一旦陌生人询问电话号码或打电话询问家中是否有其他人时,必须警惕。③ 门窗一定要牢固,晚上拉上窗帘,以防被偷窥。④ 发现可疑人或陌生人逗留、观望或敲门时,及时向家人求助或报警。⑤ 较长时间外出时,应和亲人或邻居打好招呼,请求关照。⑥ 家中不要存放大量现金、首饰等贵重物品,不要将账号密码等记在本子上。

14. 老年人居家如何做到安全服药?

老年人由于视力、听力、记忆力下降、行动不便、服药品种多等原因,忘记服药、服错药、服药方法不对、自行增减药量等情况时有发生,影响疾病的治疗并给身体造成一定伤害,所以服药一定遵医嘱使用,老人及家属注意:① 服药不可用茶水送服。② 服大药

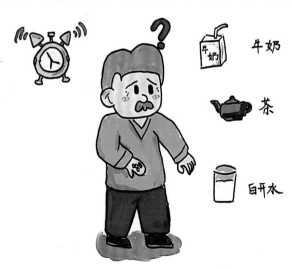

片咽下有困难时,可将药片研碎用水冲服(不能研碎的药物有:缓释片、控释片、胶囊、肠溶片、含片等)。③ 服水剂时,应先将药水摇匀服用。④ 服用中药冲剂应将药粉用温开水冲调后再服用,不可将药粉直接倒入口腔用水冲服。⑤ 服药后检查口腔,看药物是否服下,是否滞留在口腔里。⑥ 口服和外用药物应分开放置,外用药物应详细说明并贴上明显标记,以免造成老人误服。⑦ 如老人自我服药能力差,可利用图片、不同的颜色、特定的容器来帮助老人识别药物,也可以把药名、用法、剂量、时间、副作用等内容写在醒目的地方,便于老年人查找和记忆。⑧ 定闹铃,提醒老人按时吃药,家属也可通过电话定时督促老人服药。⑨ 建立服药记录本,内容包括药物名称、用药时间、用药方法、疗效、有无不良反应。⑩ 定期复查,如有不适及时就诊。

参 考 文 献

［1］ 北京医院国家老年医学中心,中国老年保健医学研究会老龄健康服务与标准化分会,《中国老年保健医学》杂志编辑委员会.《90岁以上老年人健康检查规范》解读[J].中国老年保健医学,2019,17(4):3-4.

［2］ 樊瑾,于普林,李小鹰.中国健康老年人标准(2013)解读2:健康评估方法[J].中华老年医学杂志,2014,33(1):1-3.

［3］ 中华医学会老年医学分会,中华老年医学杂志编辑部.中国健康老年人标准(2013)[J].中华老年医学杂志,2013,32(8):801-806.

［4］ 周姗姗,杨全龙,王新本,等.老年人亚健康现状影响因素及干预对策[J].保健医学研究与实践,2015,12(4):85-87.

［5］ 吴欣娟,杨莘,程云.老年专科护理[M].北京:人民卫生出版社,2019.

［6］ 黄娟兰.定期健康体检在老年人健康行为改善中的效果[J].国际护理学杂志,2019(6):856-858.

［7］ 曾强.如何选择靠谱的体检机构[N].健康报,2018-08-29.

［8］ 忻晔琪,张宏伟.居民选择体检的影响因素[J].解放军医院管理杂志,2018,25(2):173-176.

［9］ 李敏,刘华富.北京城乡中老年人健康体检当前行为与潜在需求研究[J].人口与发展,2018,24(2):79-89.

［10］ 杨丽,候惠如,石海燕.健康体检与健康管理[M].北京:科学出版社,2017.

［11］ 林松柏,李洋,毛静馥,等.6500例老年患者体检结果分析及健康教育指导[J].中国医院管理,2018,38(7):78-80.

［12］ 张源,周剑锋,徐佳,等.上海市徐汇区田林社区老年人健康体检结果分析[J].上海医药,2022,43(8):51-54.

［13］ 马洪建,林建平,张国辉,等.健康体检中常见弃漏检原因分析及对策[J].当代医学.2017,23(17):131-133.

［14］ 李小寒,尚少梅.基础护理学[M].6版.北京:人民卫生出版社,2017.

［15］ 祝墡珠.全科医生临床实践[M].北京:人民卫生出版社,2018.

［16］ 李小鹰,于普林,蹇在金.老年医学[M].北京:人民卫生出版社,2021.

［17］ 吕探云,孙玉梅.健康评估[M].北京:人民卫生出版社,2014.

［18］ 陈林.外科检查项目在健康体检中的评价[J].临床医药文献电子杂志,2018,5(34):40-41.

［19］ 段立.肛门指检结合直肠镜检查的临床意义[J].中国肛肠病杂志,2018,38(1):59.

［20］ 周琪,丁义江.直肠指诊的应用及临床价值[J].结直肠肛门外科,2021(1):95-97,102.

［21］ 葛均波,徐永健,王辰.内科学[M].北京:人民卫生出版社,2020.

［22］ 陈慧美,周学东.老年口腔医学[M].成都:四川大学出版社.2001.

［23］ 常乐,徐静晨,王翔宇,等.太原市养老机构老年人口腔健康状况的调查分析[J].华西口腔医学杂志, 2021,39(2):175-181.

［24］ 万学红,卢雪峰.诊断学[M].9版.北京:人民卫生出版社,2018.

［25］ 张连辉,邓翠珍.基础护理学[M].北京:人民卫生出版社,2020.

［26］ 尤黎明,吴瑛.内科护理学[M].6版.北京:人民卫生出版社,2017.

［27］ 许文荣,林东红.临床基础检验学技术[M].北京:人民卫生出版社,2015.

［28］ 尚红,王兰兰.实验诊断学[M].3版.北京:人民卫生出版社,2015.

［29］ 梁朝朝,夏术阶.前列腺疾病解读[M].北京:人民卫生出版社,2018.

［30］ 许慧,曹守沛.同型半胱氨酸与高血压病相关性研究进展[J].光明中医,2022,37(9):1685-1688.

［31］ 姜玉新,王志刚.医学超声影像学[M].北京:人民卫生出版社,2010.

［32］ 张成辉,张瑜,胡珊.颈动脉彩超结合脂蛋白相关磷脂酶A2水平对冠心病高危人群的预测价值[J].分子影像学杂志,2021,44(4):686-690.

［33］ 张莹.颈动脉彩超检查在老年脑梗死患者粥样斑块诊断中的应用[J].影像研究与医学用,2021,5(24):77-79.

［34］ 孙清,李国英.颈动脉彩超狭窄程度分级在高血压患者筛查中的应用价值分析[J].现代诊断与治疗, 2021,32(9):1452-1454.

［35］ 刘兴利,芮茂萍,周尚彪,等.影像学无创评估肝纤维化研究进展[J].中国介入影像与治疗学,2022,19(5):310-313.

［36］ 徐克,龚启勇,韩萍.医学影像学[M].8版.北京:人民卫生出版社,2018.

［37］ 肺结节诊治中国专家共识:2018版[Z].

［38］ 谭建华.浅析核磁共振MRI与CT的区别[J].中西医结合心血管病电子杂志,2016(33):25.

［39］ 乔玉萍.核磁共振检查失败的常见原因及护理措施[J].实用临床护理学电子杂志,2017(51):194-198.

［40］ 王荣华.六个问题读懂核磁共振检查[J].健康生活,2021(10):12-14.

［41］ 朱一英.老年人突然发病该如何应对[J].养生大世界,2017(4):60-61.

［42］ 国家消化系疾病临床医学研究中心(上海),国家消化道早癌防治中心联盟,中华医学会消化病学分会幽门螺杆菌和消化性溃疡学组,等.中国居民家庭幽门螺杆菌感染的防控和管理专家共识:2021年[J].中华消化杂志,2021,(4):221-233.

［43］ 刘文忠,谢勇,陆红,等.第五次全国幽门螺杆菌感染处理共识报告[J].中国实用内科杂志,2017(6):509-524.

［44］ 方红丽,田衍,邓苙.昆明市中老年人幽门螺旋杆菌感染状况及其影响因素[J].昆明医科大学学报, 2020,41(10):114-118.

［45］ 杜奕奇,蔡全才,廖专,等.中国早期胃癌筛查流程专家共识意见:2017年[J].中华消化杂志,2018(2):87-92.

［46］ 柏愚,杨帆,马丹,等.中国早期结直肠癌筛查及内镜诊治指南:2014年[J].中华消化内镜杂志,2015(6):341-360.

[47] 常见消化内镜手术麻醉管理专家共识[J].临床麻醉学杂志,2019(2):177-185.

[48] 抗血栓药物围手术期管理多学科专家共识[J].中华医学杂志,2020(39):3058-3074.

[49] 杨丽,候惠如,石海燕.健康体检与健康管理[M].北京:科学出版社,2017.

[50] 吴欣娟,杨莘,程云.老年专科护理[M].北京:人民卫生出版社,2019.

[51] 耿力,郭艳利,周羡梅,等.绝经后妇女宫颈病变的特点及其早期诊断[J].中国实用妇科与产科杂志.2004(12):726-728

[52] PERKINS R B, AUSTIN R M, ZHAO C Q, et al. What role should cytology play in cervical cancer screening? [J]. J. Low Genit Tract Dis,2019,23(3):205.

[53] 石丹丽,庞小芬,王佳丽,等.人乳头瘤毒在宫颈病变中的感染分型及其特点[J].现代生物医学进展.2018,18(8):1578-1582,1547.

[54] 符平,吴文莘.超声、宫颈TCT、HPV联合检查对老年宫颈癌的诊断价值[J].中国老年学杂志,2022,42(2):287-290.

[55] 彭青云,赵向红,魏思佳.老年人走失及其社会支持系统构建[J].中州学刊,2019(12):89-93.

[56] 王陇德,彭斌,张鸿祺,等.《中国脑卒中防治报告2020》概要[J].中国脑血管病杂志,2022,19(2):136-144.

[57] 中国卒中学会急救医学分会.脑卒中院前急救专家共识[J].中华急诊医学杂志,2017,26(10):1107-1114.

[58] 卫生部脑卒中筛查与防治工程委员会.脑卒中百问[Z].

[59] 王丽芹,张俊红,谢金凤.老年专科护士临床实用手册[M].北京:科学出版社,2019.

[60] 张根明.关于换季输液预防脑梗死的思考[J].中国临床医生,2010,38(5):60-61.

[61] 化前珍,胡秀英.老年护理学[M].4版.北京:人民卫生出版社,2020.

[62] 李秀云,孟玲.吞咽障碍康复护理专家共识[J].护理学杂志,2021,36(15):1-4.

[63] LAGHI F, MADDIPATI V, SCHNELL T, et al. Determinants of cough effectiveness in patients with respiratory muscle weakness[J].Respir Physiol Neurobiol,2017(240):17-25.

[64] 王爱平,李红.老年护理培训教程[M].北京:人民卫生出版社,2019.

[65] 梅伟文,刁辉平,杨淑荣.老年脑梗死吞咽障碍患者早期康复护理干预预后效果观察[J].黑龙江中医药,2020,49(3):251-252.

[66] 耿立文.手抖并非帕金森病吗?[J].健康生活,2020(10):26.

[67] 郁金泰,王含.帕金森病可以预防吗?:细数帕金森病的危险因素及保护因素[J].养生大世界,2018(9):19-22.

[68] 王爱红,李红.老年护理培训教程[M].北京:人民卫生出版社,2019.

[69] 上海中西医结合学会慢性神经系统疾病专业委员会.帕金森病运动处方专家共识[J].同济大学学报(医学版),2021,42(6):729-735.

[70] 李伟,公维军,高磊,等.《欧洲帕金森病物理治疗指南》康复方案解读[J].中国康复理论与实践,2020,26(5):614-620.

[71] 宋金辉,杨晶晶,李洋,等.节律性听觉刺激联合减重步行训练改善帕金森病患者步态功能[J].中风与神经疾病杂志,2018,35(3):242-244.

[72] 石素琴,石琼.阿尔茨海默症的危险因素概述[J].环境卫生学杂志,2019,9(1):85-91.

[73] 高丽.如何区别老年痴呆与老年健忘? 认知障碍的十大预警信号[J].老年人,2020(2):62-63.

[74] 张亚茹,郁金泰.阿尔茨海默病循证预防国际指南[J].科技导报,2021,39(20):110-115.

[75] 吴玉莲,杨晋如,程桂荣,等.中国居民对阿尔茨海默病临床表现及危害识别[J].中国老年学杂志,2019,39(8):1992-1996.

[76] 祝墡珠.全科医生临床实践[M].2版.北京:人民卫生出版社,2018.

[77] 中国老年高血压管理指南:2019[J].中华高血压杂志,2019,27(2):100.

[78] 广东省医CCU.什么是心律失常?[EB/OL].https://mp.weixin.qq.com/s/-_S3DXnoW2op8Tz3WiV0lg.

[79] 广东省医CCU.请记住急性心肌梗死抢救的黄金时间[EB/OL].https://mp.weixin.qq.com/s/4vytApd8mPvsaF-eRfucvA.

[80] 广东省医CCU.慢性心衰患者能运动吗?[EB/OL].https://mp.weixin.qq.com/s/kQLr4cKN6bZjyt3Vojs_Fw.

[81] 韩辉,罗明尧,舒畅.2022年美国胸外科医师学会/胸外科协会《B型主动脉夹层临床诊疗指南》解读[J].中国胸心血管外科临床杂志,2022,29(7):820-827.

[82] 肖亚茹,黄素芳,严丽,等.主动脉夹层患者诊断延迟的研究进展[J].中国全科医学,2020(20):2486-2492.

[83] 谢恩泽华,丘俊涛,吴进林,等.主动脉夹层发病机制研究进展[J].中国胸心血管外科临床杂志,2020(9):1081-1086.

[84] 李乐之,路潜.外科护理学[M].北京:人民卫生出版社,2020.

[85] 杜盛林.突发胸闷、胸痛怎么办[J].科学养生,2020,23(3):68-69.

[86] 刘宇,王宇.胸闷气短的鉴别及护理[J].临床护理杂志,2005(4):16-17.

[87] 李传伟.胸闷气短不都是"心病"[J].老年教育(长者家园),2022(4):58.

[88] 毛路.胸闷气短防三种病[J].山西老年,2017(8):61.

[89] 蔡柏蔷.慢性阻塞性肺疾病急性加重(AECOPD)诊治中国专家共识:草案[J].中华哮喘杂志(电子版),2013,7(1):1-13.

[90] 李育莲,李红.慢性阻塞性肺疾病患者长期家庭氧疗护理的研究进展[J].中华护理杂志,2019,54(11):1746-1751.

[91] 李正欢,张晓云,陈杨,等.基于2021年GOLD《COPD诊断、治疗与预防全球策略》解析慢性阻塞性肺疾病稳定期非药物管理策略[J].中国全科医学,2022,25(2):131-138.

[92] 张艳红,罗彩凤,米元元,等.慢性阻塞性病患者长期氧疗管理的最佳证据总结[J].护理学报,2021,28(15):35-41.

[93] 黄华萍,熊桂兰,李羲.长期吸入糖皮质激素治疗稳定期慢性阻塞性肺疾病的共识与争论[J].临床肺科杂志,2010,15(3):383-384.

[94] 张晓燕.COPD患者长期家庭氧疗常见问题分析[J].中国社区医师(医学专业),2011,13(22):286-287.

[95] 王贵良.长期家庭无创呼吸机治疗慢阻肺合并呼吸衰竭不同治疗模式的临床研究[J].中国实用医药,2018,13(33):47-48.

[96] 张天一.合理用药,远离慢阻肺[N].中国医药报,2016-08-03(006).

[97] 美国运动医学学会.ACSM运动测试与运动处方指南[M].王正珍,译.北京:北京体育大学出版社,2018.

［98］ 张春霞,余燕娥,林敏,等.COPD急性加重期患者肺康复运动处方的设计与应用［J］.牡丹江医学院学报,2022,43(1):59-62,69.

［99］ 蕊楠,康黎,周玉玲,等.老年COPD患者肺康复研究进展［J］.中国老年保健医学,2021,19(4):111-113,116.

［100］ 刘婧宜,赵清喜,柏海群.早期胃癌的预防及诊治进展［J］.中国医师进修杂志,2019(1):77-81.

［101］ 食管癌诊疗规范:2018年版［J］.中华消化病与影像杂志(电子版),2019(4):158-192.

［102］ 孙效松.177例老年肠梗阻临床诊疗分析［D］.长春:吉林大学,2011.

［103］ 孟韬,孙效松,孙立波.老年肠梗阻177例临床诊疗及预后分析［J］.中国老年学杂志,2013(13):3156-3158.

［104］ 张宝华.警惕大肠癌的蛛丝马迹［J］.健康生活,2018(6):37-38.

［105］ 叶晓宇,葛淑敏,薛小慧,等.大肠癌早期筛查的研究进展［J］.包头医学院学报,2021(10):19-24.

［106］ 陈孝平,汪建平,赵继宗.外科学［M］.9版.北京:人民卫生出版社,2019.

［107］ 刘玉村,朱正刚.外科学:普通外科分册［M］.北京:人民卫生出版社,2015.

［108］ 那彦群,叶章群,孙颖浩,等.2014版中国泌尿外科疾病诊断治疗指南［M］.北京:人民卫生出版社,2014.

［109］ 宋真,潘玉琴,何庆伟,等.男性健康护理管理专家共识［M］.北京:中国医药科技出版社,2020.

［110］ 邱建宏,郑妍,滑美丽.泌尿外科健康教育手册［M］.北京:人民军医出版社,2014.

［111］ 梁朝朝,夏术阶.前列腺疾病解读［M］.北京:人民卫生出版社,2018.

［112］ 中国2型糖尿病防治指南:2020年版下［J］.中国实用内科杂志,2021,41(9):757-784.

［113］ 中国老年糖尿病诊疗指南:2021年版［J］.中华糖尿病杂志,2021,13(1):14-46.

［114］ 中国高尿酸血症与痛风诊疗指南:2019［J］.中华内分泌代谢杂志,2020(1):1-13.

［115］ 周芸,胡雯,赵雅宁,等.临床营养学［M］.北京:人民卫生出版社,2017.

［116］ 中国营养学会.中国居民膳食指南:2016［M］.北京:人民卫生出版社,2016.

［117］ 缺铁性贫血营养防治专家共识［J］.营养学报,2019,41(5):417-426.

［118］ 王俊庭,陈施晓,张晓平,等.老年性贫血的病因学研究进展［J］.医学综述,2020,26(15):3017-3022.

［119］ 罗梅宏,崔乐乐,孙伟正,等.老龄缺铁性贫血高危人群社区中医药防治专家共识［J］.现代中医临床,2021,28(4):29-35.

［120］ 老年人肌少症早期筛查与诊断技术研究进展［J］.北京医学,2020,42(12):1215-1217.

［121］ 刘娟,丁清清,周白瑜,等.中华医学会老年医学分《中华老年医学杂志》编辑委员会.中国老年人肌少症诊疗专家共识:2021［J］.中华老年医学杂志,2021,40(8):943-952.

［122］ 侯莉明,王晓明.肌少症与老年人常见疾病关系的研究进展［J］.中华老年医学杂志,2020,39(6):728-731.

［123］ 朱欢,王双,汤惠宇,等.老年肥胖性肌少症的临床研究进展［J］.实用老年医学,2021,35(4):419-422.

［124］ 苏琳,曹立,海珊,等.SARC-F量表及其改良版用于社区老人肌少症评估的筛查和诊断价值研究［J］.实用老年医学2020,34(11):1132-1137.

［125］ 闫文珺,陈亚梅,卢群,等.老年肌少症患者运动干预的最佳证据总结［J］.解放军护理杂志,2022,39(3):75-78.

［126］ 杨则宜,焦颖,魏冰,等.老年肌肉减少症防治中的营养干预［J］.中国食品学报,2019,19(9):1-12.

［127］ 老年人肌少症口服营养补充中国专家共识:2019［J］.中华老年医学杂志,2019(11):1193-1197.

［128］ 衡先培,杨柳清.中医内科临床诊疗指南:老年衰弱［J］.中华中医药志,2020,35(8):4030-4035.

［129］ 郝秋奎,李峻,董碧蓉,等.老年患者衰弱评估与干预中国专家共识［J］.中华老年医学杂志,2017,36(3):251-256.

［130］ CLEGG A,YOUNG J,LLIFFE S,et a1. Frailty in elderly people［J］. Lancet,2013,381(9868):752-762.

［131］ 中国老年医学学会营养与食品安全分会,中国循证医学中心,《中国循证医学杂志》编辑委员会,等.老年患者家庭营养管理中国专家共识:2017版［J］.中国循证医学杂志,2017,17(11):1251-1259.

［132］ 宋岳涛,高茂龙,吕继辉,等.老年综合评估［M］.2版.北京:中国协和医科大学出版社,2021.

［133］ 李娇娇,刘晓红.GLIM营养不良诊断标准临床实践［J］.中国临床保健杂志,2020,23(6):721-724.

［134］ 陈怀红,陈伟,董碧蓉,等.老年医学(病)科临床营养管理指导意见［J］.中华老年医学杂志,2015,34(12):1388-1395.

［135］ 中国营养学.中国居民膳食指南科学研究报告:2021［EB/OL］.(2021-02-24)［2021-08-12］.http://dg.cnsoc.org/article/04/t8jgjBCmQnW8uscC_OLLfA.html.

［136］ 陶爱萍,陈小伊,陈海丽,等.温州市养老机构老年人衰弱现状与营养不良相关性研究［J］.护士进修杂志,2020,35(21):1988-1993.

［137］ 国家卫生计生委.《老年人膳食指导》:WS/T 556—2017［S］. http://www.nhc.gov.cn/wjw/yingyang/201708/bdceab829b3b4f539d5e2234d3b27281.shtml.

［138］ 王云华.多学科综合治疗在老年骨科疾病应用进展［J］.实用老年医学,2018,32(6):501.

［139］ 周斐.中老年人骨折相关调查分析及预防［J］.中国卫生产业,2017,14(25):150-151.

［140］ 姬长珍.不食肉蛋奶老人会变矮［J］.老年教育,2020(4):62.

［141］ 何猛,唐雄风.基于深度学习的骨质疏松影像学辅助诊断研究进展［J］.生物骨科材料与临床研究,2022,19(2):39-42,50.

［142］ 刘申明,毛国品,涂丽丽.关于老年性骨质疏松的几点浅析［J］.中国医药指南,2013,11(22):389-390.

［143］ 赵明明,黄艳群,庞国防.老年人骨质疏松症评估技术应用专家共识:草案［J］.中国老年保健医学,2019,17(4):23-25.

［144］ 邱贵兴,戴尅戎.骨科手术学［M］.3版.北京:人民卫生出版社,2012.

［145］ 马远征,王以朋,刘强,等.中国老年骨质疏松诊疗指南:2018［J］.中国老年学杂志,2019,39(11):2557-2575.

［146］ 祝俊雄,宋纯理.骨质疏松及其骨折的局部药物治疗［J］.中国骨质疏松杂志,2018,24(6):806-813.

［147］ 李虎.莫让股骨颈骨折成人生最后一次骨折［J］.江苏卫生保健,2018(10):12.

［148］ 林德金.骨质疏松骨折后再骨折的临床风险因素［J］.深圳中西医结合杂志,2019,29(14):109-111.

［149］ 翟建海.高龄患者股骨粗隆间骨折治疗进展［J］.中国医疗器械信息,2020,26(13):56-58.

［150］ 要亚仙,陈恒利,苏红.加速康复外科理念下老年髋部骨折术前管理的研究进展［J］.临床医学研究与实践,2021,6(34):185-187.

［151］ 李庭,周雁,孙旭.缩短创伤骨科择期手术患者围手术期禁食水时间的前瞻性队列研究［J］.中华创伤骨科杂志,2018,20(4):312-317.

[152] 杨露,李艳华.老年人术后谵妄和认知功能障碍的研究进展[J].中国老年学杂志,2019(6):1508-1513.

[153] 张焕芬,周彤.老年患者误吸的急救护理及预防措施[J].中国继续医学教育,2017,9(15):263-264.

[154] 徐振伟,姜会枝,肖娜.营养膳食护理对高龄骨折术后患者营养状态及免疫功能的影响[J].现代诊断与治疗,2019,30(15):2728-2730.

[155] 姚琴琴,龚梅,张萍.规范化饮食护理对骨折患者身心健康的影响[J].中国社区医师,2020,36(20):169-171.

[156] 陈一萍,李芳渊,楼晓君.老年男性吸烟与骨转换标志物、骨密度和骨质疏松性骨折风险的关系[J].全科医学临床与教育,2021,19(1):15-17.

[157] 创伤骨科患者围手术期下肢静脉血栓形成诊断及防治专家共识:2022年[Z].

[158] 张翠霞,梅应兵,何承建.老年髋关节骨折患者术后下呼吸道微生物定植及其与肺部感染的关系[J].中华医院感染学杂志,2021,31(20):3157-3161.

[159] 王旭英,郗春梅.应用循证护理预防老年髋部骨折患者肺部感染的研究[J].山西医药杂志,2019,48(5):636-638.

[160] 中国慢性便秘专家共识意见:2019[J].中华消化杂志,2019(9):577-578.

[161] 李玲,林蕾蕾,何暖婷.前瞻性护理在闭合性胸外伤合并肋骨骨折患者预防便秘中的应用效果[J].中国社区医师,2022,38(6):112-114.

[162] 郭晓霞,李育玲,韩雪.集束化护理预防下肢骨折老年患者并发症的效果观察[J].护理研究,2020,34(2):362-364.

[163] 李伦兰.现代骨科临床护理[M].合肥:安徽科学技术出版社,2016.

[164] 沈政,余润泽,喻德富.锁骨中段骨折内固定取出后再发骨折的风险及对策[J].中国骨与关节损伤杂志,2021,36(11):1187-1189.

[165] 王伟雄,王炜昌,王荣生.四肢骨折普通钢板内固定取出的手术风险分析[J].包头医学院学报,2018,34(4):19-21.

[166] 丛林,朱静华,张兆臣."O型腿"的防治[J].田径,2020,(6):84.

[167] 滑利,杨勇,赵建民.玻璃酸钠复合牛痘疫苗接种家兔炎症皮肤提取物及利多卡因关节腔注射治疗膝关节慢性骨关节痛疗效分析[J].中国疼痛医学杂志,2013,19(3):189-190,192.

[168] 高鹏,覃文聘,牛丽娜,等.外周神经致痛机制促进骨关节痛的研究进展[J].临床口腔医学杂志,2020,36(10):633-636.

[169] 曹向昱,刘雨曦,曹永平.老年退行性骨关节炎治疗进展[J].中国临床保健杂志,2022,25(1):25-29.

[170] 雷昱,徐永发,范夏女.规范抗骨质疏松治疗对中老年人跟痛症的临床应用[J].当代医学,2019,25(27):165-166.

[171] 常一丁,张伟.抗骨质疏松药物对老年人足跟痛的疗效观察[J].中国地方病防治杂志,2013,28(1):71-72.

[172] 钟燕妮.康复护理联合中药熏蒸、自我推拿对肩周炎患者肩关节功能的影响[J].光明中医,2020,35(16):2579-2581.

[173] 王鸥,孙钰,王春婷.肩三针联合温针灸治疗老年肩周炎患者的临床效果观察[J].世界中医药,2021,16(24):3666-3669.

［174］张杨,张建洛.浮针疗法治疗肱骨外上髁炎32例［J］.现代中医药,2022,42(2):135-138.

［175］老年患者慢性肌肉骨骼疼痛管理中国专家共识:2019［Z］.

［173］王瑞琪,黄欢欢,曹松梅,等.医养结合机构老年人慢性疼痛管理最佳证据总结［J］.循证护理,2023,9
(7):1177-1184.

［177］吴淑恬,吴闽枫,黄建华,等.老年带状疱疹特殊临床表现及防治［J］.老年医学与保健,2021(3):
661-664.

［178］熊梅,骆志成.带状疱疹流行病学研究进展［J］.实用临床医药杂志,2022(7):144-148.

［179］祝墦珠.全科医生临床实践［M］.2版.北京:人民卫生出版社,2018.

［180］中华医学会眼科学分会青光眼学组,中国医师协会眼科医师分会青光眼学组.中国青光眼指南:
2020年［J］.中华眼科杂志,2020,56(8):573-586

［181］胡停停,赵鹤鹤,段晓健,等.2013—2020年我国急性出血性结膜炎流行特征及暴发疫情分析［J］.疾
病监测.2021,36(5):440-444.

［182］骆涵泳,崔檬,王佳贺.老年人常见未分化疾病:头晕/眩晕的流行病学和治疗进展［J］.实用老年医
学,2022,36(3):232-236.

［183］LATARJET J,CHOINERE M. Pain in burn patients［J］.Burns,1995,21(5):344-348.

［184］黄雪,李辰瑶,郑萍.老年慢性疼痛患者自我感受负担、疼痛恐惧及自我管理行为的相关性［J］.护理
研究,2021,35(15):2675-2681.

［185］胡春艳,陈茜.社区老年慢性病患者活动受限影响因素及干预研究进展［J］.护理研究,2022,36(4):
683-686.

［186］赵沛沛,周阳.老年人慢性疼痛自我管理研究进展［J］.中国护理管理,2019,19(12):1910-1914.

［187］徐薇,吕渊,庞国防,等.老年综合征和慢性疼痛综述［J］.中国老年保健医学,2021,19(3):5-7,11.

［188］王鼎凯,车程,黄卫东.药物治疗老年慢性疼痛与抑郁共病的研究进展［J］.中国老年学杂志,2023,43
(8):2025-2029.

［189］戴红梅,李莹,李凌.慢性疼痛患者自我效能与自我超越的相关性研究［J］.护理学杂志,2020,35
(21):32-35.

［190］食管癌诊疗规范:2018年版［J］.中华消化病与影像杂志(电子版),2019(4):158-192.

［191］邱建宏,郑妍,滑美丽.泌尿外科健康教育手册［M］.北京:人民军医出版社,2014.

［192］宋真,潘玉琴,何庆伟,等.男性健康护理管理专家共识［M］.北京:中国医药科技出版社,2020.

［193］那彦群,叶章群,孙颖浩,等.2014版中国泌尿外科疾病诊断治疗指南［M］.北京:人民卫生出版社,
2014.

［194］邓志江,冯志.中医治疗下肢静脉性溃疡的研究进展［J］.实用中西医结合临床,2020,20(2):
181-182.

［195］范丽君,王缙,赵金妹,等.中医古籍中臁疮病名考证［J］.亚太传统医药,2018,14(12):85-86.

［196］赵克强.得了"蚯蚓腿"只能手术治吗?［J］.大众健康,2017(9):50-51.

［197］周蕾,张建强.下肢静脉性溃疡的中西医结合研究进展［J］.湖南中医杂志,2018(7):193-196.

［198］睡前到底能不能喝水?［J］.心血管病防治知识(科普版),2017(7):72.

［199］边纪.手脚麻木应引起重视［J］.新农村,2020(7):41-42.

［200］王丽芹,张俊红,谢金凤.老年专科护士临床实用手册［M］.北京:科学出版社,2019.

175

［201］ 黄小新,孟美美,朱炜,等.社区老年人失眠影响因素及干预措施研究进展[J].齐鲁护理杂志,2018, 24(1):103-105.

［202］ 杜玲.老年人常见安全隐患及其预防对策[J].全科口腔医学电子杂志,2019,6(21):15-20.

［203］ 侯安存.乳糖不耐受的诊治进展[J].临床和实验医学杂志,2017,16(2):204-207.

［204］ 中国营养学会.中国居民膳食指南:2022[M].北京:人民卫生出版社,2022.

［205］ 吃饭太快或致代谢综合征风险高出5倍[J].中国食品学报,2017,17(11):112.

［206］ 多咀嚼能健脑防痴呆[J].江苏卫生保健,2018(5):55.

［207］ 孙红,王蕾,关欣等.老年护理学问题与实践[M].北京:人民卫生出版社,2018.

［208］ 李淑娟,于冬梅,赵丽云.中国居民营养素补充剂使用状况研究进展[J].卫生研究,2021,50(1): 158-163.

［209］ 老年人维生素D营养素强化补充规范共识[J].中国老年保健医学,2019,17(4):42-45.

［210］ 蔡姝雅,琚腊红,赵丽云,等.中国60—74岁居民的饮水量现况[J].中国食物与营养,2022(4):5-8.

［211］ 程义勇,郭长江.简介《美国居民膳食指南》2020—2025[J].营养学报,2021,43(1):3-8.

［212］ 吴欣娟,杨莘,程云.老年专科护理[M].北京:人民卫生出版社,2019.

［213］ 食物相克之说靠谱吗?[J].方圆,2020(23):8.

［214］ 这些"养生知识"全是坑[J].江苏卫生保健,2021(7):52.